U0232840

《中国药典》（2015 年版）相关品种
超高压液相方法分析

中国食品药品检定研究院　组织编写

中国医药科技出版社

内 容 提 要

　　UPLC 是超高效液相色谱法，HPLC 是传统的高效液相色谱法。 UPLC 与 HPLC 相比具有以下优势：高分离度、高速度，且省时、省费用、省人工，特别适合复杂体系如复方制剂、手性药物制剂的分离和纯化，弥补了 HPLC 的不足。但到目前为止，UPLC 尚未被《中国药典》广泛应用。

　　为适应现代发展的需要，尽快推广 UPLC，我们将《中国药典》（2015 年版）收载的 120 余种化学药品品种的液相方法由 HPLC 转移到 UPLC，并以谱图形式很直观地展现在使用者面前。

　　本书特别适合药品生产企业以及药物研发人员、药检系统工作人员使用，同时也可供生命科学研究、药物研发及食品、药品质量标准的提高及药品安全检测等领域的工作者参考使用。

图书在版编目（CIP）数据

《中国药典》（2015 年版）相关品种超高压液相方法分析 / 中国食品药品检定研究院组织编写. —北京：中国医药科技出版社，2018.7
　　ISBN 978-7-5214-0341-1

　　Ⅰ . ①中… 　Ⅱ . ①中… 　Ⅲ . ①药物分析–中国–指南 　Ⅳ . ①R917–62

中国版本图书馆 CIP 数据核字（2018）第 126128 号

策划编辑　甄　杰
责任编辑　甄　杰
美术编辑　陈君杞
版式设计　易维鑫

出版　中国医药科技出版社
地址　北京市海淀区文慧园北路甲 22 号
邮编　100082
电话　发行：010–62227427　邮购：010–62236938
网址　www.cmstp.com
规格　880×1230mm　¹⁄₁₆
印张　23 ¾
字数　664 千字
版次　2018 年 7 月第 1 版
印次　2018 年 7 月第 1 次印刷
印刷　三河市万龙印装有限公司
经销　全国各地新华书店
书号　ISBN 978-7-5214-0341-1
定价　**168.00 元**

编 委 会

杨平荣　甘肃省药品检验研究院

杨凯琳　沃特世科技（上海）有限公司

张　涛　广西壮族自治区食品药品检验所

张　娜　中国食品药品检定研究院

张才煜　中国食品药品检定研究院

张龙浩　中国食品药品检定研究院

陈民辉　江苏省食品药品监督检验研究院

林　兰　中国食品药品检定研究院

吴建敏　中国食品药品检定研究院

周　颖　中国食品药品检定研究院

周露妮　中国食品药品检定研究院

赵　庄　广西壮族自治区食品药品检验所

袁　松　中国食品药品检定研究院

耿　颖　中国食品药品检定研究院

栾　琳　中国食品药品检定研究院

高志峰　中国食品药品检定研究院

郭宁子　中国食品药品检定研究院

黄海伟　中国食品药品检定研究院

庾莉菊　中国食品药品检定研究院

熊　婧　中国食品药品检定研究院

魏宁漪　中国食品药品检定研究院

前　言

超高效液相色谱法（ultra performance liquid chromatography，UPLC）是以亚 2μm 颗粒为填料的液相色谱技术。与高效液相色谱法（high performance liquid chromatography，HPLC）相比，UPLC 具有超高灵敏度、超高分离度和超高速度三大特点，是 HPLC 技术革新的最新升级产品，近年来发展迅速。

自 Waters 公司 2004 年推出了全球第一台商业化的 Acquity UPLC™ 超高效液相色谱系统后，新产品的推出层出不穷，并在生命科学研究、药物研发及食品、药品安全检测等多个领域迅速地普及、应用。《美国药典》（USP 42-NF37）中收录的品种中采用 UPLC 的达到 155 种，其他各国药典也对采用 UPLC 的品种进行了收录，并且还在不断增加中。同时，在《美国药典》（USP 42-NF37）通则 621 中规定，已有 USP 方法在由 5μm 粒径更换为亚 2μm 粒径方法时（柱化学一致），在保持色谱柱长度与粒径比值不减小的前提下，对进样量与流速进行相应修改后，可只对修改后的方法进行确认而无须进行全验证。类似方法转换的规定在《中国药典分析检测技术指南》中也有详细的描述。

《中国药典》一部早在 2010 年就收录了 UPLC 进行复方丹参滴丸的指纹图谱分析。但截至目前，UPLC 尚未被《中国药典》二部广泛应用。本书选择了《中国药典》（2015 年版）二部中常用的 120 余种化学药品品种，通过方法优化，将药典收录的 HPLC 成功转换为 UPLC/ UHPLC，且以谱图形式很直观地展现在读者面前。

本书的出版将方便药品生产企业与药品检验机构的研究人员应用 HPLC、UHPLC 和 UPLC，同时也能为生命科学研究、药物研发及食品、药品质量标准的提高及药品安全检测等领域的工作者带来极大便利，是一本很好的参考书。

编　者

2018 年 5 月

编 写 说 明

1. 样品介绍

本书中的所有样品均源自中国食品药品检定研究院的化学对照品,相关信息仅供参考。

2. 测试仪器

本书中所有样品色谱图均采用美国沃特世公司(Waters)的 HPLC、UHPLC 和 UPLC 三种类型的液相色谱分析仪获得,分别采用 5μm、亚 3μm 和亚 2μm 的色谱柱进行实验。

3. 测试方法

本书中的测试方法均源自《中国药典》2015 年版,其中 HPLC 与药典方法一致,UHPLC 和 UPLC 均为药典方法的简单转化,部分条件进行了优化,旨在比较三种类型液相色谱分析仪的测试结果,为 UPLC 用户提供便捷的测试方法。同时,考虑到色谱柱选择性差异的影响,当发现某些样品对色谱柱选择性较为敏感时,则进行多个色谱柱筛选,最终呈现其中效果最佳者。

4. 样品制备

本书中样品的制备均源自《中国药典》2015 年版相关品种有关物质检查或含量测定项下供试品溶液、对照品溶液及系统适用性溶液的制备方法,但对样品浓度、溶剂和制备步骤进行了适当的调整。

5. 色谱图分析

在 HPLC、UHPLC 和 UPLC 色谱图中均标注了样品主成分色谱峰和杂质色谱峰,并在结果分析中列出了相应色谱峰的保留时间、理论塔板数、拖尾因子、分离度、溶剂用量等,旨在比较三种类型液相色谱分析仪的测试效果。

6. 排序

品种的排序原计划按照适应证类别进行，但部分品种因为试验方法等方面问题未能完成转移分析工作，由此，本书收录的品种未进行严格意义的排序。

7. 备注

本书中的色谱图是采用上述实验方法及测试仪器获得的，不同条件下的测试结果可能会有差异，测试结果会受到色谱柱柱效、色谱仪死体积等条件的影响。因此，对存在特殊情况的品种，增加了备注项以对相关情况进行说明，例如：样品溶液稳定性较差，其放置时间、温度等影响测试结果的情况。

目　　录

尼 莫 地 平
Nimodipine

C₂₁H₂₆N₂O₇ 418.45 ［66085-59-4］

2,6-二甲基-4-(3-硝基苯基)-1,4-二氢-3,5-吡啶二甲酸-2-甲氧乙酯异丙酯

一、性状

本品为淡黄色结晶性粉末或粉末；无臭，遇光不稳定。

本品在丙酮、三氯甲烷或乙酸乙酯中易溶，在乙醇中溶解，在乙醚中微溶，在水中几乎不溶。

二、溶液的配制

分别称取尼莫地平对照品与杂质Ⅰ对照品适量，加流动相溶解并稀释制成每 1mL 中各约含 200μg 与 1μg 的混合溶液，即得。

三、色谱条件

方法	HPLC	UPLC
仪器	ACQUITY Arc Path 1	ACQUITY UPLC H-Class Bio
仪器配置	QSM，FTN，UV/Vis，柱温箱	QSM，FTN，TUV，柱温箱
色谱柱	XSelect HSS T3 4.6×250mm，5μm	ACQUITY HSS T3 2.1×100mm，1.8μm
流动相	甲醇-乙腈-水(35:38:27)	
波长	235nm	
柱温	30℃	

四、分析色谱图

HPLC 谱图：

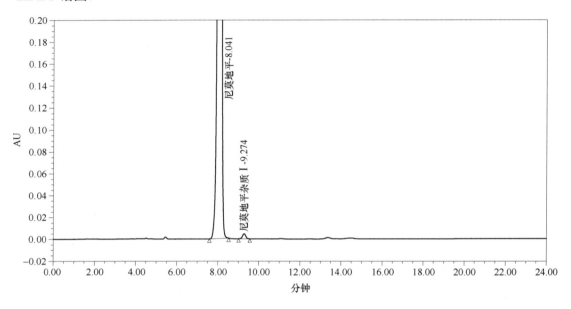

UPLC 谱图：

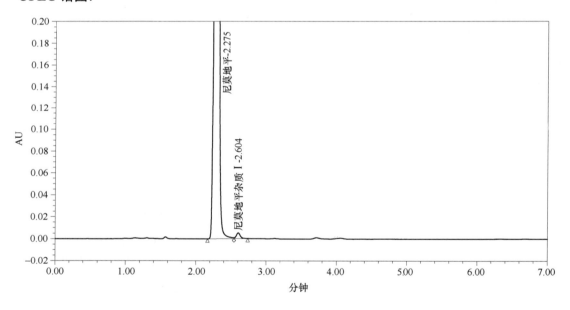

五、结果分析

方法	进样量 （μL）	流速 （mL/min）	峰宽 （s）	尼莫地平 拖尾因子	尼莫地平 塔板数	分离度	运行时长 （min）	溶剂用量 （mL）
HPLC	20	1	56.40	1.04	15461	4.54	24	24
UPLC	2	0.3	22.60	1.20	11190	3.62	7	2.1

杂质信息：

杂质 I

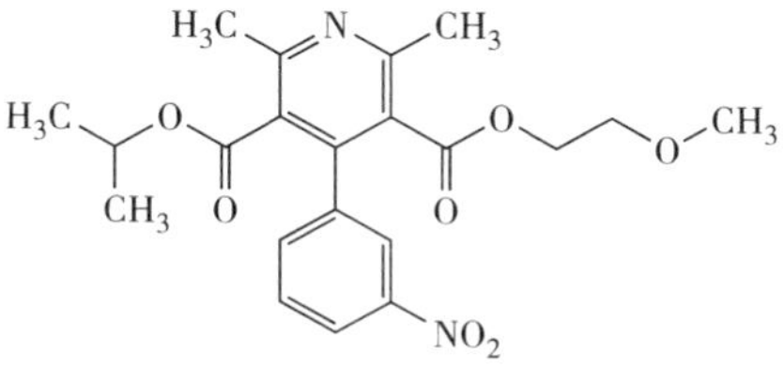

$C_{21}H_{24}N_2O_7$ 416.42

2,6-二甲基-4-(3-硝基苯基)-3,5-吡啶二甲酸-2-甲氧基乙酯异丙酯

卡 托 普 利

Captopril

C₉H₁₅NO₃S 217.29 ［62571-86-2］

1-［(2S)-2-甲基-3-巯基-丙酰基］-L-脯氨酸

一、性状

本品为白色或类白色结晶性粉末；有类似蒜的特臭。

本品在甲醇、乙醇或三氯甲烷中易溶，在水中溶解。

二、溶液的配制

分别称取卡托普利对照品与杂质Ⅰ对照品适量，加甲醇适量溶解，用流动相稀释制成每 1mL 中各约含 0.1mg 与 15μg 的混合溶液，即得。

三、色谱条件

方法	HPLC	UPLC
仪器	ACQUITY Arc Path 1	ACQUITY UPLC H-Class Bio
仪器配置	QSM，FTN，UV/Vis，柱温箱	QSM，FTN，TUV，柱温箱
色谱柱	XBridge C18 4.6×250mm，5μm	ACQUITY UPLC BEH C18 2.1×100mm，1.7μm
流动相	0.01mol/L 磷酸二氢钠溶液(用磷酸调节 pH 值至 3.0)-甲醇-乙腈(70:25:5)	
波长	215nm	
柱温	40℃	

四、分析色谱图

HPLC 谱图：

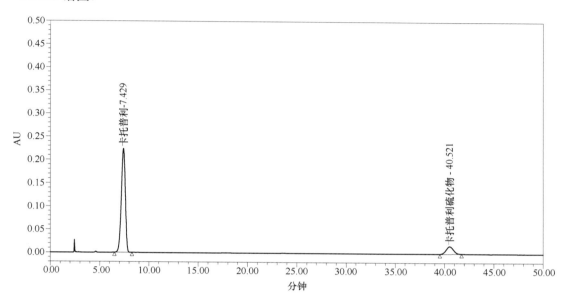

UPLC 谱图：

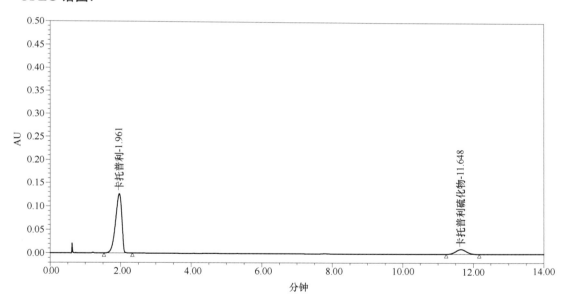

五、结果分析

方法	进样量 （μL）	流速 （mL/min）	卡托普利 峰宽（s）	卡托普利 拖尾因子	卡托普利 塔板数	分离度	运行时长 （min）	溶剂用量 （mL）
HPLC	50	1	106.4	0.89	1557	31.04	50	50
UPLC	4	0.3	48.3	0.77	568	21.83	14	4.2

杂质信息：

卡托普利二硫化物（杂质Ⅰ）

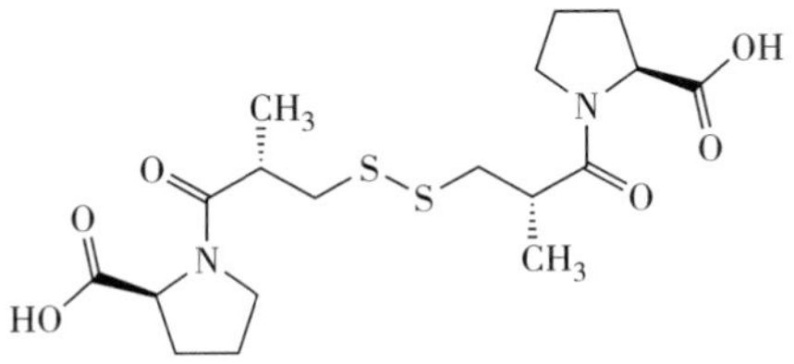

C₁₈H₂₈N₂O₆S₂　432.55

(2*S*,2′*S*)-1,1′-[二硫烷二基双[(2*S*)-2-甲基-1-氧代丙烷-3,1-二基]-双[吡咯烷-2-羧酸]]

马来酸依那普利

Enalapril Maleate

C20H28N2O5·C4H4O4   492.52   [76095-16-4]

N-[(*S*)-1-乙氧羰基-3-苯丙基]-L-丙氨酰-L-脯氨酸顺丁烯二酸盐

一、性状

本品为白色或类白色结晶性粉末；无臭，微有引湿性。

本品在甲醇中易溶，在水中略溶，在乙醇或丙酮中微溶，在三氯甲烷中几乎不溶。

二、溶液的配制

分别称取马来酸依那普利对照品、依那普利拉（杂质Ⅰ）对照品和依那普利双酮（杂质Ⅱ）对照品适量，加流动相溶解并稀释制成每 1mL 中各约含 20μg 的混合溶液，即得。

三、色谱条件

方法	HPLC	UPLC
仪器	ACQUITY Arc Path 1	ACQUITY UPLC H-Class Bio
仪器配置	QSM，FTN，UV/Vis，柱温箱	QSM，FTN，TUV，柱温箱
色谱柱	XBridge C8 4.6×250mm，5μm	ACQUITY UPLC BEH C8 2.1×100mm，1.7μm
流动相	0.01mol/L 磷酸二氢钾溶液（用磷酸调 pH 值为 2.2）-乙腈（75:25）	
波长	215nm	
柱温	50℃	

四、分析色谱图

HPLC 谱图：

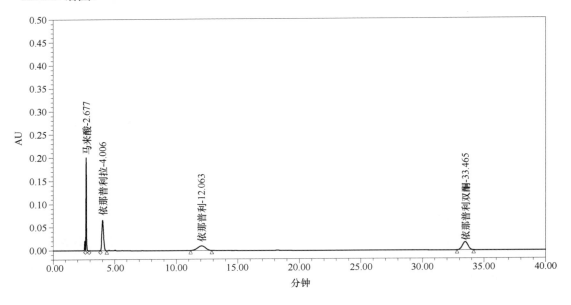

UPLC 谱图：

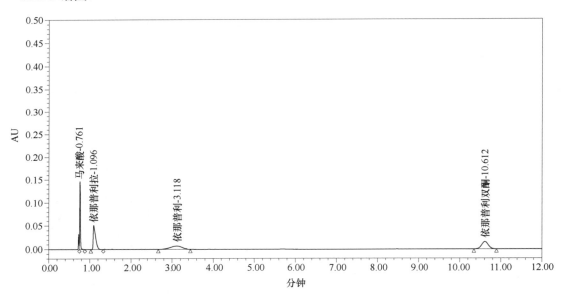

五、结果分析

方法	进样量 （μL）	流速 （mL/min）	依那普利 峰宽（s）	依那普利 拖尾因子	依那普利 塔板数	运行时长 （min）	溶剂用量 （mL）
HPLC	20	1	103.1	0.95	1586	40	40
UPLC	1.7	0.3	46.8	0.87	526	12	3.6

化合物	分离度	
	HPLC	UPLC
马来酸	/	/
依那普利拉（杂质Ⅰ）	7.77	5.02
依那普利	10.94	6.21
依那普利双酮（杂质Ⅱ）	20.87	17.82

杂质信息：

依那普利拉（杂质Ⅰ）	依那普利双酮（杂质Ⅱ）
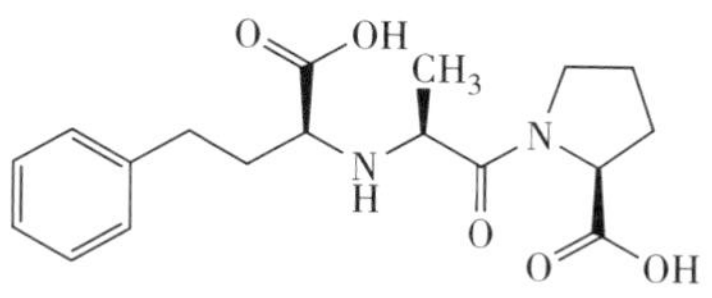	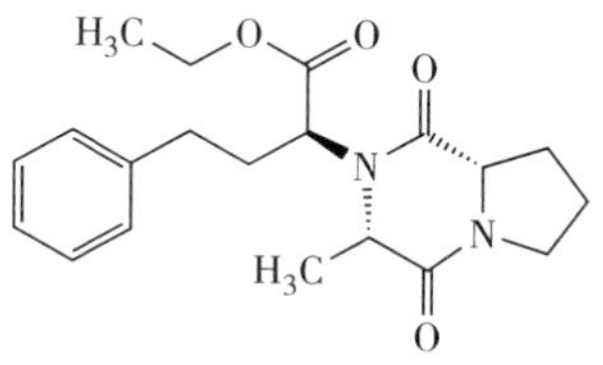
$C_{18}H_{24}N_2O_5$　348.39	$C_{20}H_{26}N_2O_4$　358.43

苯磺酸氨氯地平

Amlodipine Besilate

C$_{20}$H$_{25}$ClN$_2$O$_5$ · C$_6$H$_6$O$_3$S   567.05   [111470-99-6]

(±)-2-[(2-氨基乙氧基)甲基]-4-(2-氯苯基)-1,4-二氢-6-甲基-3,5-吡啶二羧酸-5-甲酯,3-乙酯苯磺酸盐

一、性状

本品为白色或类白色粉末。

本品在甲醇或 N, N-二甲基甲酰胺中易溶，在乙醇中略溶，在水或丙酮中微溶。

二、溶液的配制

称取苯磺酸氨氯地平对照品约 5mg，加浓过氧化氢溶液 5mL，置 70℃水浴加热 10～30 分钟，即得。

三、色谱条件

方法	HPLC	UPLC
仪器	ACQUITY Arc Path 1	ACQUITY UPLC H-Class Bio
仪器配置	QSM，FTN，UV/Vis，柱温箱	QSM，FTN，TUV，柱温箱
色谱柱	XSelect HSS T3 4.6×250mm，5μm	ACQUITY UPLC HSS T3 2.1×100mm，1.8μm
流动相	甲醇-乙腈-0.7%三乙胺溶液(取三乙胺 7.0mL，加水稀释至 1000mL， 用磷酸调节 pH 值至 3.0±0.1)(35:15:50)	
波长	237nm	
柱温	35℃	

四、分析色谱图

HPLC 谱图：

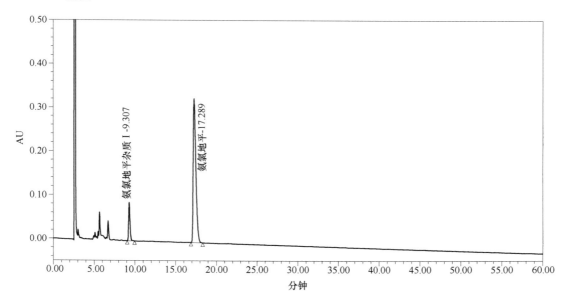

UPLC 谱图：

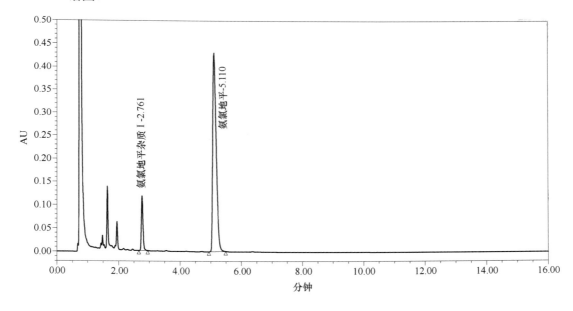

五、结果分析

方法	进样量 （μL）	流速 （mL/min）	氨氯地平 峰宽（s）	氨氯地平 拖尾因子	氨氯地平 塔板数	分离度	运行时长 （min）	溶剂用量 （mL）
HPLC	20	1	86.7	1.61	12997	17.80	60	60
UPLC	1.7	0.3	33.0	1.56	9065	15.62	16	4.8

杂质信息：

苯磺酸氨氯地平（杂质 I）

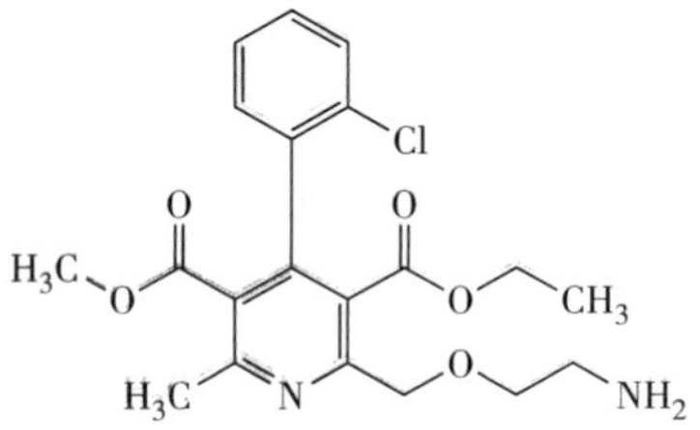

C₂₀H₂₃ClN₂O₅　406.9

缬 沙 坦

Valsartan

C₂₄H₂₉N₅O₃ 435.52 [137862-53-4]

N-戊酰基-N-[[2′-(1H-四氮唑-5-基)联苯-4-基]甲基]-L-缬氨酸

一、性状

本品为白色结晶或白色、类白色粉末；有吸湿性。
本品在乙醇中极易溶解，在甲醇中易溶，在乙酸乙酯中略溶，在水中几乎不溶。

二、溶液的配制

称取缬沙坦对照品适量，加流动相溶解并稀释制成每 1mL 中约含 0.5mg 的溶液，即得。

三、色谱条件

方法	HPLC	UPLC
仪器	ACQUITY Arc Path 1	ACQUITY UPLC H-Class Bio
仪器配置	QSM，FTN，UV/Vis，柱温箱	QSM，FTN，TUV，柱温箱
色谱柱	XBridge C18 4.6×250mm，5μm	ACQUITY UPLC BEH C18 2.1×100mm，1.7μm
流动相	乙腈-水-冰醋酸(500:500:1)	
波长	225nm	
柱温	35℃	

四、分析色谱图

HPLC 谱图：

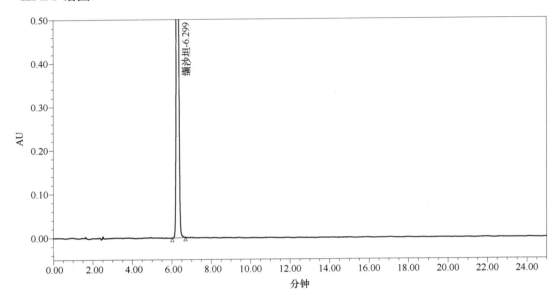

UPLC 谱图：

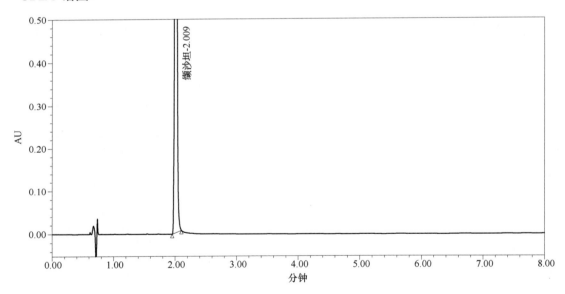

五、结果分析

方法	进样量 （μL）	流速 （mL/min）	缬沙坦 峰宽（s）	缬沙坦 拖尾因子	缬沙坦 塔板数	运行时长 （min）	溶剂用量 （mL）
HPLC	10	1	39.8	0.99	18316	25	25
UPLC	1	0.3	9.0	1.15	20121	8	2.4

硝 苯 地 平

Nifedipine

C₁₇H₁₈N₂O₆ 346.34 ［21829-25-4］

2,6-二甲基-4-(2-硝基苯基)-1,4-二氢-3,5-吡啶二甲酸二甲酯

一、性状

本品为黄色结晶性粉末；无臭；遇光不稳定。

本品在丙酮或三氯甲烷中易溶，在乙醇中略溶，在水中几乎不溶。

二、溶液的配制

取硝苯地平对照品、杂质 I 对照品与杂质 II 对照品各适量，加甲醇溶解并稀释制成每 1ml 中各约含 1mg、10μg 和 10μg 的混合溶液，取适量，注入液相色谱仪，记录色谱图至主成分峰保留时间的 2 倍，杂质 I 峰、杂质 II 峰与硝苯地平峰之间的分离度均应符合要求。

三、色谱条件

方法	HPLC	UPLC
仪器	ACQUITY Arc Path 1	ACQUITY UPLC H-Class Bio
仪器配置	QSM，FTN，UV/Vis，柱温箱	QSM，FTN，TUV，柱温箱
色谱柱	XBridge C18 4.6×250mm，5μm	ACQUITY UPLC BEH C18 2.1×100mm，1.7μm
流动相	甲醇–水(60:40)	
波长	235nm	
柱温	35℃	

四、分析色谱图

HPLC 谱图：

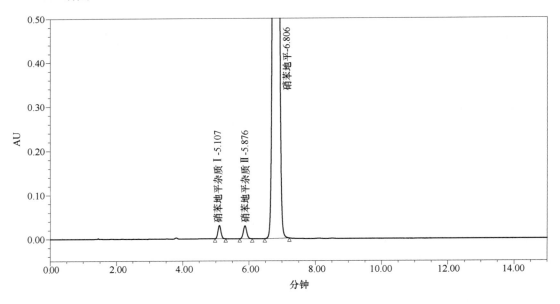

UPLC 谱图：

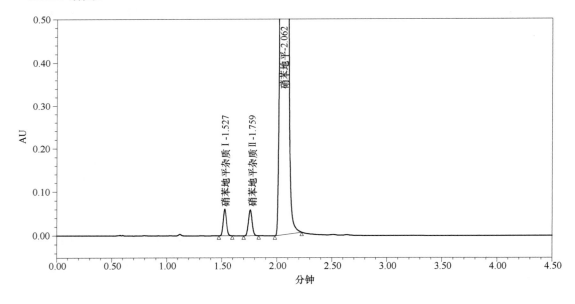

五、结果分析

方法	进样量 (μL)	流速 (mL/min)	峰宽 (s)	硝苯地平 拖尾因子	硝苯地平 塔板数	运行时长 (min)	溶剂用量 (mL)
HPLC	20	1	44.1	1.05	11627	15	15
UPLC	1.7	0.3	14.6	1.06	9404	4.5	1.35

化合物	分离度	
	HPLC	UPLC
杂质 II 与杂质 I	4.30	3.97
硝苯地平与杂质 II	3.80	3.60

杂质信息：

杂质 I	杂质 II
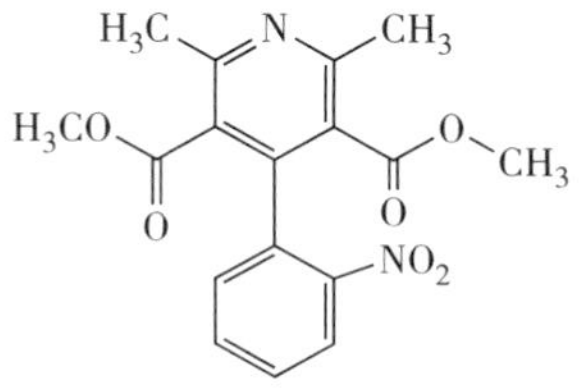	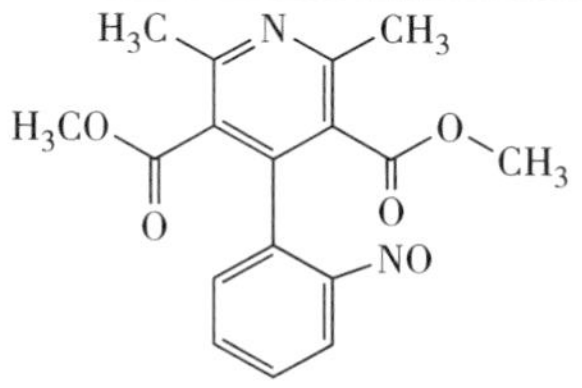
$C_{17}H_{16}N_2O_6$ 344.32	$C_{17}H_{16}N_2O_5$ 328.32
2,6-二甲基-4-(2-硝基苯基)-3,5-吡啶二甲酸二甲酯	2,6-二甲基-4-(2-亚硝基苯基)-3,5-吡啶二甲酸二甲酯

注意事项：药典方法中使用溶剂为甲醇，因溶剂效应，UPLC 测试时建议用甲醇水进行稀释。

奥 沙 普 秦

Oxaprozin

C$_{18}$H$_{15}$NO$_3$ 293.32   ［21256–18–8］

4,5–二苯基噁唑–2–丙酸

一、性状

本品为白色或类白色结晶性粉末；无臭或稍有特异臭。

本品在 N, N–二甲基甲酰胺或二氧六环中易溶，在三氯甲烷中溶解，在无水乙醇中略溶，在乙醚中微溶，在水中几乎不溶；在冰醋酸中溶解。

二、溶液的配制

称取奥沙普秦对照品适量，加乙腈溶解并稀释制成每 1mL 中约含 2mg 的溶液，即得。

三、色谱条件

方法	HPLC	UHPLC	UPLC
仪器	ACQUITY Arc Path 1	ACQUITY Arc Path 2	ACQUITY UPLC H-Class Bio
仪器配置	QSM-R，FTN-R，UV/Vis，柱温箱	QSM-R，FTN-R，UV/Vis，柱温箱	QSM，FTN，TUV，柱温箱
色谱柱	XBridge C18 4.6×250mm，5μm	XBridge C18 3.0×150mm，2.5μm	ACQUITY UPLC BEH C18 2.1×100mm，1.7μm
流动相	乙腈–水（用磷酸调节 pH 值为 2.5）(50:50)		
波长	254nm		
柱温	30℃		

四、分析色谱图

HPLC 谱图：

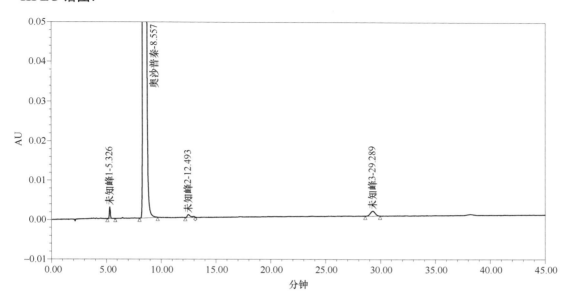

UHPLC 谱图：

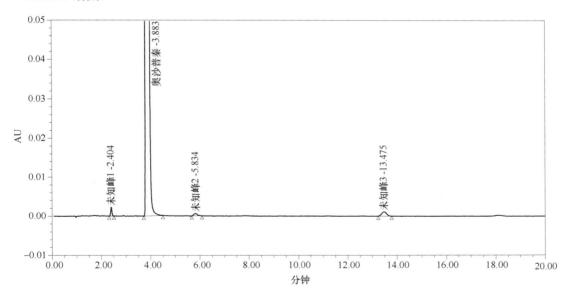

UPLC 谱图：

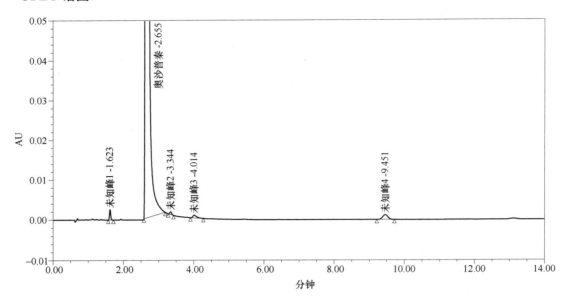

五、结果分析

方法	进样量 （μL）	流速 （mL/min）	峰宽 （s）	奥沙普秦 拖尾因子	奥沙普秦 塔板数	运行时长 （min）	溶剂用量 （mL）
HPLC	20	1	98.7	0.92	13027	45	45
UHPLC	5	0.6	46.5	1.07	12732	20	12
UPLC	2	0.3	36.2	1.29	11073	14	4.2

化合物	分离度		
	HPLC	UHPLC	UPLC
未知峰 1	/	/	/
奥沙普秦	11.60	11.08	10.83
未知峰 2	9.43	8.71	
未知峰 3	26.57	23.81	22.82

二 氟 尼 柳
Diflunisal

C₁₃H₈F₂O₃ 250.20 ［22494-42-4］

2′,4′-二氟-4-羟基-3-联苯羧酸

一、性状

本品为白色或类白色的结晶或结晶性粉末；无臭。

本品在甲醇中易溶，在乙醇中溶解；在三氯甲烷中微溶；在水中几乎不溶。

二、溶液的配制

称取二氟尼柳对照品适量，加甲醇溶解并稀释制成每 1mL 中约含 10mg 的溶液，即得。

三、色谱条件

方法	HPLC	UHPLC	UPLC
仪器	ACQUITY Arc Path 1	ACQUITY Arc Path 2	ACQUITY UPLC H-Class Bio
仪器配置	QSM-R，FTN-R，UV/Vis，柱温箱	QSM-R，FTN-R，UV/Vis，柱温箱	QSM，FTN，TUV，柱温箱
色谱柱	XBridge C18 4.6×250mm，5μm	XBridge C18 3.0×150mm，2.5μm	ACQUITY UPLC BEH C18 2.1×100mm，1.7μm
流动相	水-甲醇-乙腈-冰醋酸(55:23:30:2)		
波长	254nm		
柱温	30℃		

四、分析色谱图

HPLC 谱图：

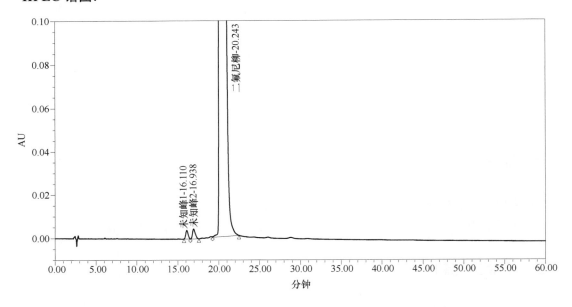

UHPLC 谱图：

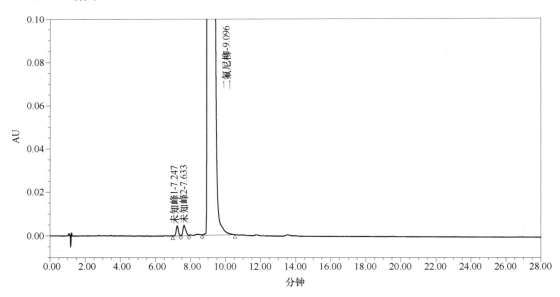

UPLC 谱图：

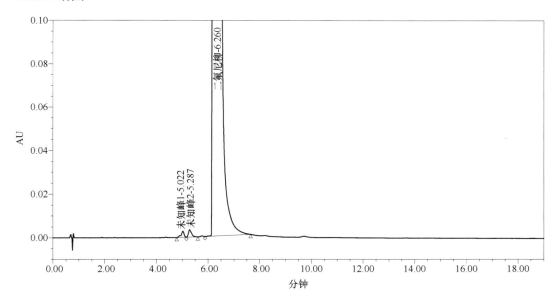

五、结果分析

方法	进样量 （μL）	流速 （mL/min）	峰宽 （s）	分离度	二氟尼柳 拖尾因子	二氟尼柳 塔板数	运行时长 （min）	溶剂用量 （mL）
HPLC	5	1.0	194.7	4.18	2.30	10957	60	60
UHPLC	1.5	0.6	99.78	3.68	1.44	8161	28	16.8
UPLC	0.4	0.3	105.4	3.64	1.75	7657	19	5.7

备注：10mg/mL 的供试品溶液，加水会产生絮状物，UPLC 进样时溶剂为甲醇。

吲 哚 美 辛

Indometacin

$C_{19}H_{16}ClNO_4$　357.79　[53-86-1]

2-甲基-1-(4-氯苯甲酰基)-5-甲氧基-1H-吲哚-3-乙酸

一、性状

本品为类白色至微黄色结晶性粉末；几乎无臭。

本品在丙酮中溶解，在甲醇、乙醇、三氯甲烷或乙醚中略溶，在甲苯中极微溶解，在水中几乎不溶。

二、溶液的配制

称取吲哚美辛对照品约50mg，置100mL量瓶中，加甲醇适量，振摇使溶解，用甲醇稀释至刻度，摇匀，取5mL，置25mL量瓶中，用50%甲醇溶液稀释至刻度，摇匀，即得。

三、色谱条件

方法	HPLC	UHPLC	UPLC
仪器	ACQUITY Arc Path 1	ACQUITY Arc Path 2	ACQUITY UPLC H-Class Bio
仪器配置	QSM-R，FTN-R，UV/Vis，柱温箱	QSM-R，FTN-R，UV/Vis，柱温箱	QSM，FTN，TUV，柱温箱
色谱柱	XBridge C18 4.6×250mm，5μm	XBridge C18 3.0×150mm，2.5μm	ACQUITY UPLC BEH C18 2.1×100mm，1.7μm
流动相	0.1mol/L 冰醋酸溶液-乙腈(50:50)		
波长	228nm		
柱温	35℃		

四、分析色谱图

HPLC 谱图：

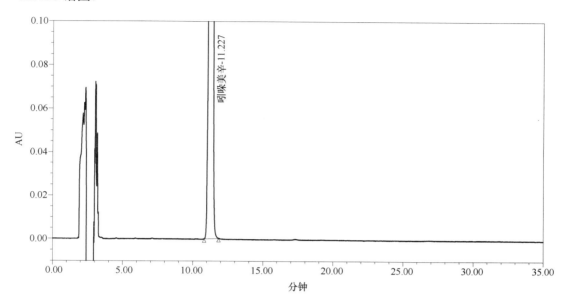

UHPLC 谱图：

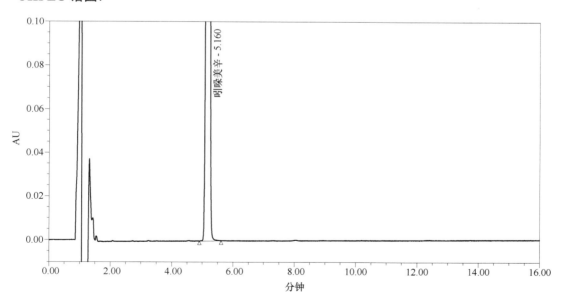

UPLC 谱图：

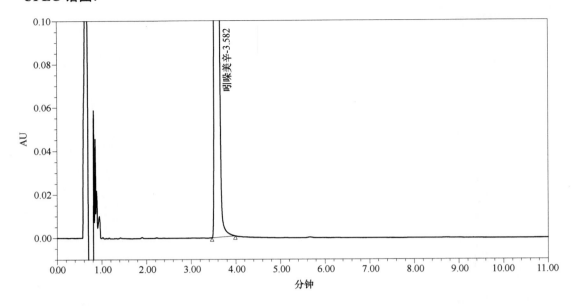

五、结果分析

方法	进样量 （μL）	流速 （mL/min）	峰宽 （s）	吲哚美辛 拖尾因子	吲哚美辛 塔板数	运行时长 （min）	溶剂用量 （mL）
HPLC	50	1.0	61.5	1.11	18595	35	35
UHPLC	13	0.6	42.5	1.09	19477	16	9.6
UPLC	5	0.3	31.4	1.09	16290	11	3.3

头 孢 克 洛

Cefaclor

C$_{15}$H$_{14}$ClN$_3$O$_4$S・H$_2$O　385.82　[70356-03-5]

(6R,7R)-7-[(R)-2-氨基-2-苯乙酰氨基]-3-氯-8-氧代-5-硫杂-1-氮杂双环

[4.2.0]辛-2-烯-2-甲酸一水合物

一、性状

本品为白色至微黄色粉末或结晶性粉末；微臭。

本品在水中微溶，在甲醇、乙醇或二氯甲烷中几乎不溶。

二、溶液的配制

称取头孢克洛对照品和头孢克洛 δ-3-异构体对照品适量，加 0.27%磷酸二氢钠溶液(pH 2.5)溶解并稀释制成每 1mL 中分别约含 25μg 和 50μg 的混合溶液，即得。

三、色谱条件

方法	HPLC			UHPLC			UPLC		
仪器	ACQUITY Arc Path 1			ACQUITY Arc Path 2			ACQUITY UPLC H-Class Bio		
仪器配置	QSM-R，FTN-R，UV/Vis，柱温箱			QSM-R，FTN-R，UV/Vis，柱温箱			QSM，FTN，TUV，柱温箱		
色谱柱	XSelect T3 4.6×250mm，5μm			XSelect HSS T3 3.0×150mm，2.5μm			ACQUITY UPLC HSS T3 2.1×100mm，1.8μm		
流动相	流动相 A 为 0.78%磷酸二氢钠溶液(取磷酸二氢钠 7.8g，加水溶解并稀释至 1000mL，用磷酸调节 pH 值至 4.0)，流动相 B 为 0.78%磷酸二氢钠溶液(pH 4.0)-乙腈(55:45)，进行梯度洗脱								
梯度洗脱程序	时间 (min)	流动相 A(%)	流动相 B(%)	时间 (min)	流动相 A(%)	流动相 B(%)	时间 (min)	流动相 A(%)	流动相 B(%)
	0	95	5	0	96.5	3.5	0	95	5
	30	75	25	17	75	25	12	75	25
	45	0	100	24	0	100	16	0	100
	50	0	100	26	0	100	17.5	0	100
	51	95	5	26.5	96.5	3.5	18	95	5
	61	95	5	35	96.5	3.5	25	95	5
波长	220nm								
柱温	35℃								

四、分析色谱图

HPLC 谱图：

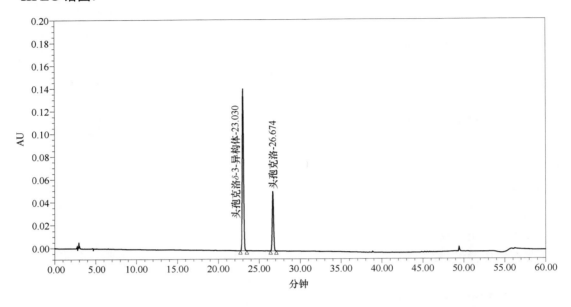

UHPLC 谱图：

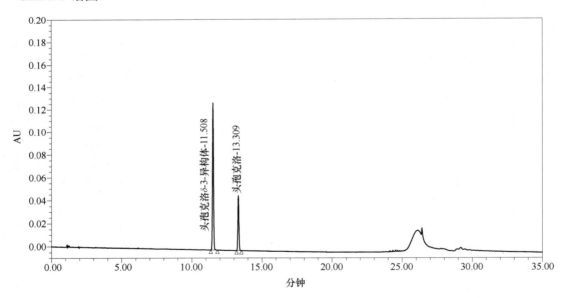

UPLC 谱图：

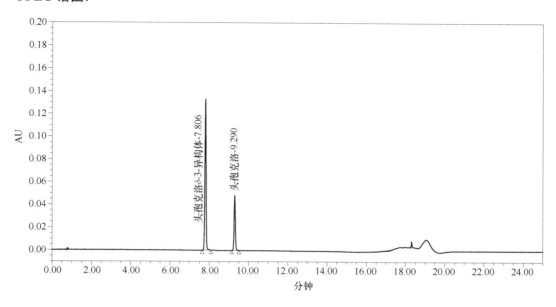

五、结果分析

方法	进样量 （μL）	流速 （mL/min）	峰宽 （s）	分离度	头孢克洛 拖尾因子	头孢克洛 塔板数	运行时长 （min）	溶剂用量 （mL）
HPLC	20	1.0	41.8	12.18	1.05	122316	61	61
UHPLC	5	0.6	20.5	13.33	1.04	149023	35	21
UPLC	2	0.3	21.9	13.25	1.02	103277	25	7.5

贝 诺 酯

Benorilate

C$_{17}$H$_{15}$NO$_5$ 313.31 ［5003-48-5］

4-乙酰氨基苯基乙酰水杨酸酯

一、性状

本品为白色结晶或结晶性粉末；无臭。

本品在沸乙醇中易溶，在沸甲醇中溶解，在甲醇或乙醇中微溶，在水中不溶。

二、溶液的配制

分别称取贝诺酯对照品和对乙酰氨基酚对照品适量，加甲醇溶解并稀释制成每 1mL 中约含 0.4mg 和 10μg 的混合溶液，即得。

三、色谱条件

方法	HPLC	UHPLC	UPLC
仪器	ACQUITY Arc Path 1	ACQUITY Arc Path 2	ACQUITY UPLC H-Class Bio
仪器配置	QSM-R，FTN-R，UV/Vis，柱温箱	QSM-R，FTN-R，UV/Vis，柱温箱	QSM，FTN，TUV，柱温箱
色谱柱	XSelect T3 4.6×250mm，5μm	XSelect HSS T3 3.0×150mm，2.5μm	ACQUITY UPLC HSS T3 2.1×100mm，1.8μm
流动相	水(用磷酸调节 pH 值至 3.5)-甲醇(44:56)		
波长	240nm		
柱温	35℃		

四、分析色谱图

HPLC 谱图:

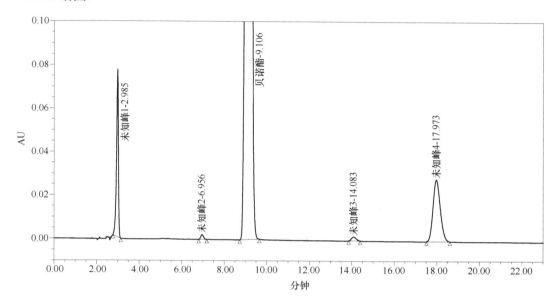

UHPLC 谱图:

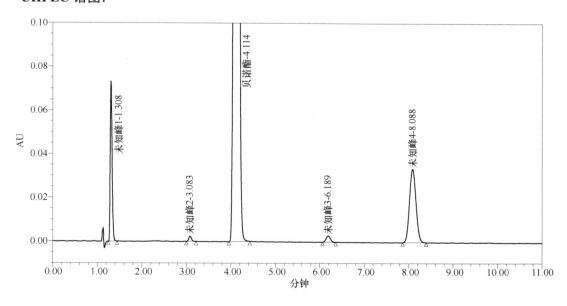

UPLC 谱图：

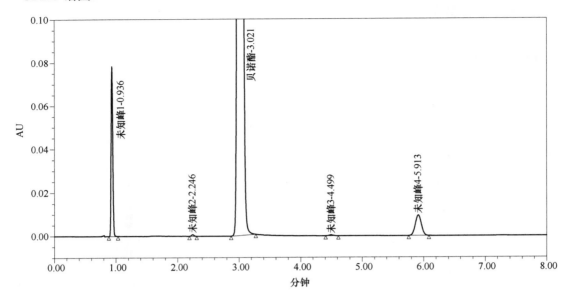

五、结果分析

方法	进样量 （µL）	流速 （mL/min）	峰宽 （s）	贝诺酯 分离度	贝诺酯 拖尾因子	贝诺酯 塔板数	运行时长 （min）	溶剂用量 （mL）
HPLC	10	1.0	55.8	6.88	1.08	9195	23	23
UHPLC	2.5	0.6	28.6	7.68	1.11	10866	11	6.6
UPLC	1	0.3	24.2	8.40	1.05	12131	8	2.4

备注：溶液检测过程中有降解现象。

盐酸维拉帕米
Verapamil Hydrochloride

$C_{27}H_{38}N_2O_4 \cdot HCl$　491.07　　[152-11-4]

（±）-α-[3-[[2-(3,4-二甲氧苯基)乙基]甲氨基]丙基]-3,4-二甲氧基-α-异丙基苯乙腈盐酸盐

一、性状

本品为白色粉末；无臭。

本品在甲醇、乙醇或三氯甲烷中易溶，在水中溶解。

二、溶液的配制

称取盐酸维拉帕米对照品适量，加流动相溶解并稀释制成每 1mL 中约含 2.5mg 的溶液，即得。

三、色谱条件

方法	HPLC	UHPLC	UPLC
仪器	ACQUITY Arc Path 1	ACQUITY Arc Path 2	ACQUITY UPLC H-Class Bio
仪器配置	QSM-R，FTN-R，UV/Vis，柱温箱	QSM-R，FTN-R，UV/Vis，柱温箱	QSM，FTN，TUV，柱温箱
色谱柱	XBridge C18 4.6×250mm，5μm	XBridge C18 3.0×150mm，2.5μm	ACQUITY UPLC BEH C18 2.1×100mm，1.7μm
流动相	以醋酸–醋酸钠溶液(取醋酸钠 1.36g，加水适量，振摇使溶解，加冰醋酸 33mL，加水稀释至 1000mL，摇匀)–甲醇–三乙胺(55:45:1)		
波长	278nm		
柱温	40℃		

四、分析色谱图

HPLC 谱图：

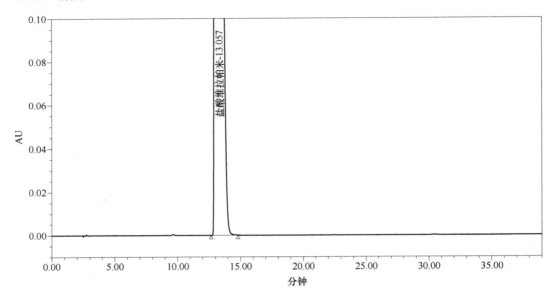

UHPLC 谱图：

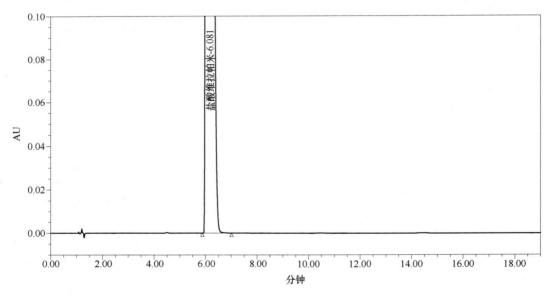

UPLC 谱图：

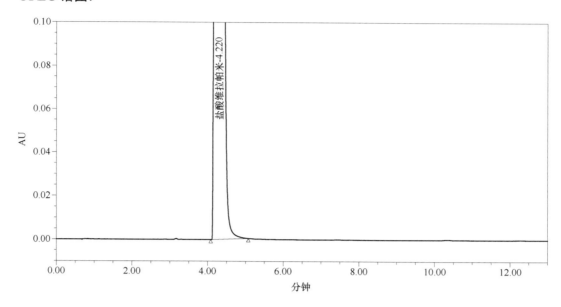

五、结果分析

方法	进样量 （μL）	流速 （mL/min）	峰宽 （s）	维拉帕米 拖尾因子	维拉帕米 塔板数	运行时长 （min）	溶剂用量 （mL）
HPLC	10	1.0	128.3	2.60	4269	39	39
UHPLC	2.5	0.6	67.9	1.97	3644	19	11.4
UPLC	1	0.3	59.4	2.21	3159	13	3.9

阿 莫 西 林

Amoxicillin

C₁₆H₁₉N₃O₅S · 3H₂O 419.46 ［61336-78-0］

$C_{16}H_{19}N_3O_5S \cdot 3H_2O$ 419.46   ［61336-78-0］

(2*S*,5*R*,6*R*)–3,3–二甲基–6–［(*R*)–(–)–2–氨基–2–(4–羟基苯基)乙酰氨基］
–7–氧代–4–硫杂–1–氮杂双环［3.2.0］庚烷–2–甲酸三水合物

一、性状

本品为白色或类白色结晶性粉末。
本品在水中微溶，在乙醇中几乎不溶。

二、溶液的配制

称取阿莫西林系统适用性对照品适量，加流动相 A 溶解并稀释制成每 1mL 中约含 2.0mg 的
溶液，即得。

三、色谱条件

方法	HPLC			UHPLC			UPLC		
仪器	ACQUITY Arc Path 1			ACQUITY UPLC H-Class Bio			ACQUITY UPLC H-Class Bio		
仪器配置	QSM-R，FTN-R，UV/Vis，柱温箱			QSM，FTN，TUV，柱温箱			QSM，FTN，TUV，柱温箱		
色谱柱	XBridge Shield RP18 4.6×250mm，5μm			XBridge BEH Shield RP18 3.0×150mm，2.5μm			ACQUITY UPLC BEH Shield RP18，2.1×100mm，1.7μm		
流动相	0.05mol/L 磷酸盐缓冲液(取 0.05mol/L 磷酸二氢钾溶液，用 2mol/L 氢氧化钾溶液调节 pH 值至 5.0)–乙腈(99:1)为流动相 A，以 0.05mol/L 磷酸盐缓冲液(pH 5.0)–乙腈(80:20)为流动相 B，进行梯度洗脱								
梯度洗脱程序	时间(min)	流动相A(%)	流动相B(%)	时间(min)	流动相A(%)	流动相B(%)	时间(min)	流动相A(%)	流动相B(%)
	0	92	8	0	92	8	0	92	8
	8	92	8	3	92	8	2.3	92	8
	33	0	100	14	0	100	8	0	100
	48	0	100	20	0	100	12.5	0	100
	49	92	8	20.5	92	8	13	92	8
	63	92	8	27	92	8	18	92	8
波长	254nm								
柱温	30℃								

四、分析色谱图

HPLC 谱图：

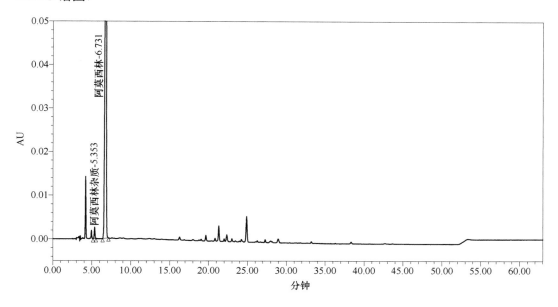

UHPLC 谱图：

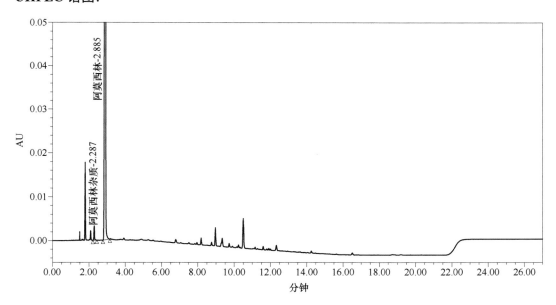

UPLC 谱图：

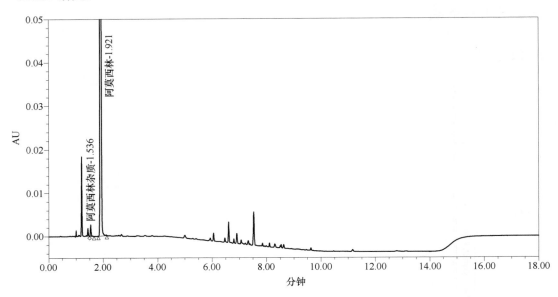

五、结果分析

方法	进样量 （μL）	流速 （mL/min）	峰宽 （s）	阿莫西林 分离度	阿莫西林 拖尾因子	阿莫西林 塔板数	运行时长 （min）	溶剂用量 （mL）
HPLC	20	1.0	44.90	6.55	0.88	12409	63	63
UHPLC	5	0.6	20.75	8.42	0.85	20266	27	16.2
UPLC	2	0.3	14.10	7.50	0.82	17740	18	5.4

氯 雷 他 定

Loratadine

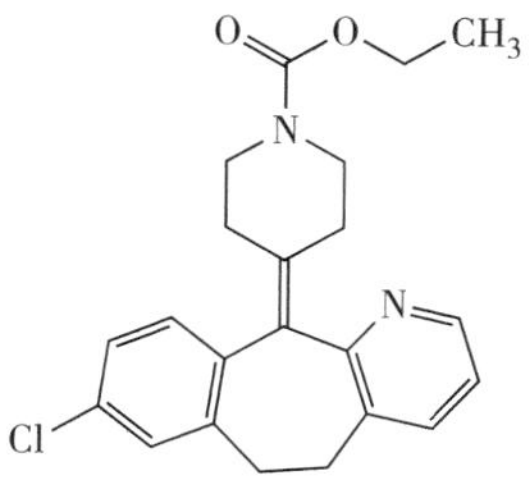

$C_{22}H_{23}ClN_2O_2$　382.89　［79794–75–5］

4–(8–氯–5,6–二氢–11*H*–苯并[5,6]环庚并[1,2–*b*]吡啶–11–亚基)–1–哌啶羧酸乙酯

一、性状

本品为白色或类白色结晶性粉末；无臭。

本品在甲醇、乙醇或丙酮中易溶；在 0.1mol/L 盐酸溶液中略溶；在水中几乎不溶。

二、溶液的配制

分别称取氯雷他定对照品、杂质 A 对照品和杂质 B 对照品适量，加流动相制成每 1mL 中分别含 0.2mg、5μg 和 10μg 的混合溶液，即得。

三、色谱条件

方法	HPLC	UHPLC	UPLC
仪器	ACQUITY Arc Path 1	ACQUITY Arc Path 2	ACQUITY UPLC H-Class Bio
仪器配置	QSM-R，FTN-R，PDA，柱温箱	QSM-R，FTN-R，PDA，柱温箱	QSM，FTN，TUV，柱温箱
色谱柱	XBridge C18 4.6×250mm，5μm	XBridge BEH C18 3.0×150mm，2.5μm	ACQUITY UPLC BEH C18，2.1×100mm，1.7μm
流动相	磷酸盐缓冲液(取磷酸氢二钾 2.28g，加水 800mL 使溶解，用磷酸调节 pH 值至 6.0，再加水至 1000mL)–甲醇(20:80)		
波长	247nm		
柱温	35℃		

四、分析色谱图

HPLC 谱图：

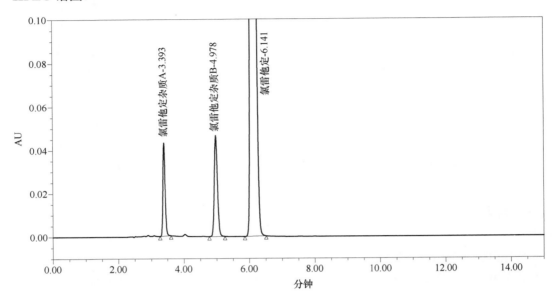

UHPLC 谱图：

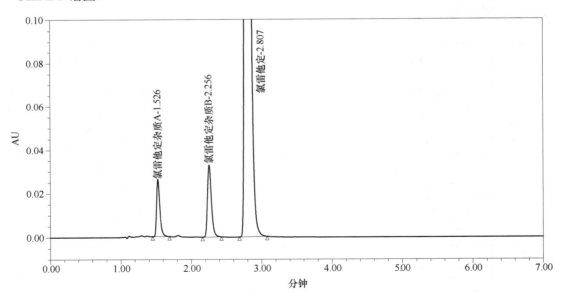

UPLC 谱图：

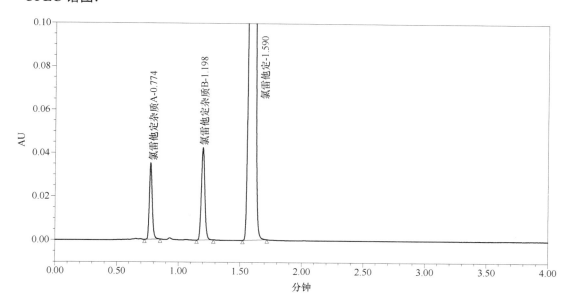

五、结果分析

方法	进样量 (μL)	流速 (mL/min)	峰宽 (s)	氯雷他定 拖尾因子	R_1	R_2	氯雷他定 塔板数	运行时长 (min)	溶剂用量 (mL)
HPLC	20	1.0	38.90	1.05	6.04	10.63	13353	15.5	15.5
UHPLC	5	0.6	23.50	1.20	5.23	8.06	9677	7	4.2
UPLC	2	0.4	11.90	1.08	7.01	9.28	10589	4	1.6

注：R_1 为氯雷他定与杂质 B 峰间分离度；R_2 为杂质 B 与杂质 A 峰间分离度。

甲 硝 唑
Metronidazole

$C_6H_9N_3O_3$　171.16　[443-48-1]
2-甲基-5-硝基咪唑-1-乙醇

一、性状

本品为白色至微黄色的结晶或结晶性粉末；有微臭。
本品在乙醇中略溶，在水或三氯甲烷中微溶，在乙醚中极微溶解。

二、溶液的配制

称取甲硝唑对照品约 100mg，置 100mL 量瓶中，加甲醇溶解并稀释至刻度，摇匀，精密量取适量，加流动相定量稀释制成每 1mL 中约含 0.2mg 的溶液，作为溶液Ⅰ；另称取 2-甲基-5-硝基咪唑(杂质Ⅰ)对照品约 20mg，置 100mL 量瓶中，加甲醇溶解并稀释至刻度，摇匀，作为溶液Ⅱ；分别精密量取溶液Ⅰ 2mL 与溶液Ⅱ 1mL，置同一 100mL 量瓶中，加流动相稀释至刻度，摇匀，精密量取 5mL，置 50mL 量瓶中，加流动相稀释至刻度，摇匀，即得。

三、色谱条件

方法	HPLC	UHPLC	UPLC
仪器	ACQUITY Arc Path 1	ACQUITY UPLC H-Class Bio	ACQUITY UPLC H-Class Bio
仪器配置	QSM-R，FTN-R，UV/Vis，柱温箱	QSM，FTN，TUV，柱温箱	QSM，FTN，TUV，柱温箱
色谱柱	XSelect HSS T3 4.6×250mm，5μm	XSelect HSS T3 3.0×150mm，2.5μm	ACQUITY UPLC HSS T3，2.1×100mm，1.8μm
流动相	甲醇-水(20:80)		
波长	315nm		
柱温	35℃		

四、分析色谱图

HPLC 谱图：

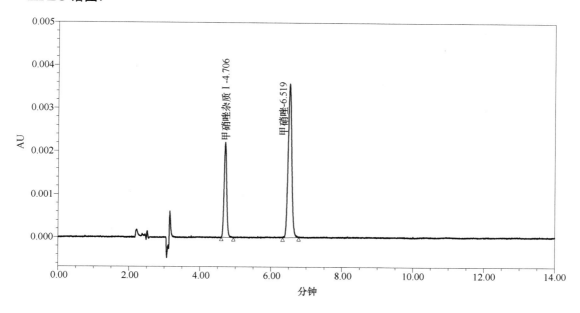

UHPLC 谱图：

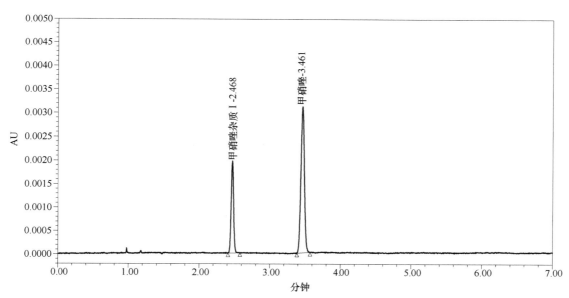

UPLC 谱图：

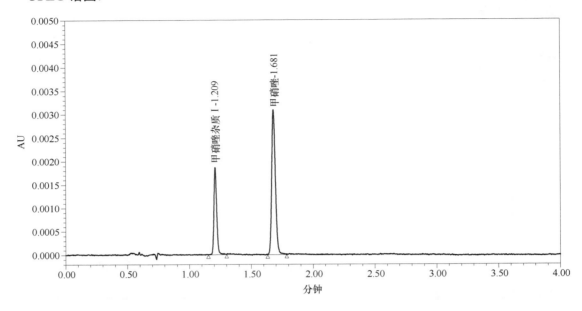

五、结果分析

方法	进样量（μL）	流速（mL/min）	峰宽（s）	甲硝唑与杂质Ⅰ分离度	甲硝唑拖尾因子	甲硝唑塔板数	运行时长（min）	溶剂用量（mL）
HPLC	20	1.0	27.10	11.37	1.12	19442	14	14
UHPLC	5	0.6	11.20	12.93	1.07	23692	7	4.2
UPLC	2	0.4	8.10	10.18	1.11	15422	4	1.6

杂质信息：

杂质Ⅰ

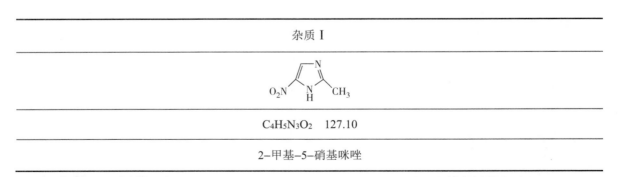

$C_4H_5N_3O_2$　127.10

2-甲基-5-硝基咪唑

异 烟 肼
Isoniazid

$C_6H_7N_3O$ 137.14 [54-85-3]

4-吡啶甲酰肼

一、性状

本品为无色结晶，白色或类白色的结晶性粉末；无臭；遇光渐变质。

本品在水中易溶，在乙醇中微溶，在乙醚中极微溶解。

二、溶液的配制

称取异烟肼对照品适量，加水溶解并稀释制成每 1mL 中约含 0.5mg 的溶液，即得。

三、色谱条件

方法	HPLC	UHPLC	UPLC
仪器	ACQUITY Arc Path 1	ACQUITY UPLC H-Class Bio	ACQUITY UPLC H-Class Bio
仪器配置	QSM-R，FTN-R，UV/Vis，柱温箱	QSM，FTN，TUV，柱温箱	QSM，FTN，TUV，柱温箱
色谱柱	XSelect T3 4.6×250mm，5μm	XSelect HSS T3 3.0×150mm，2.5μm	ACQUITY UPLC HSS T3，2.1×100mm，1.8μm
流动相	甲醇-水（20:80）		
波长	262nm		
柱温	35℃		

四、分析色谱图

HPLC 谱图：

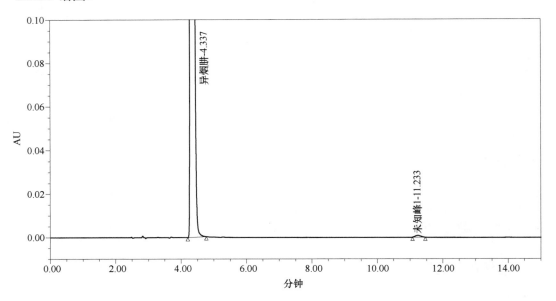

UHPLC 谱图：

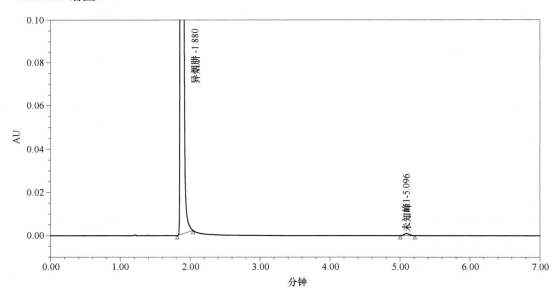

UPLC 谱图：

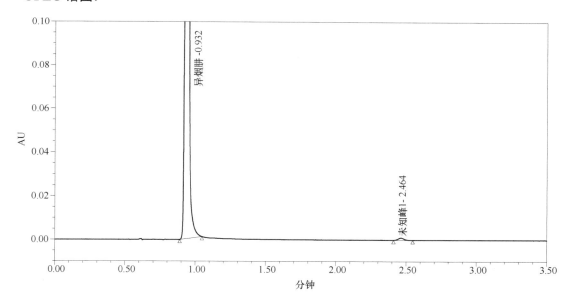

五、结果分析

方法	进样量 （μL）	流速 （mL/min）	峰宽 （s）	相邻杂质 与异烟肼 分离度	异烟肼 拖尾因子	异烟肼 塔板数	运行时长 （min）	溶剂用量 （mL）
HPLC	10	1.0	34.00	30.44	1.29	17864	15	15
UHPLC	2.5	0.6	21.90	34.98	1.18	24608	7	4.2
UPLC	1	0.4	12.95	28.84	1.16	16191	3.5	1.4

美 洛 昔 康

Meloxicam

C$_{14}$H$_{13}$N$_3$O$_4$S$_2$　351.42　［71125–38–7］

2-甲基-4-羟基-N-（5-甲基-2-噻唑基）-2H-1,2-苯并噻嗪-3-甲酰胺-1,1-二氧化物

一、性状

本品为微黄色至淡黄色或微黄绿色至淡黄绿色的结晶性粉末；无臭。

本品在二甲基甲酰胺中溶解，在丙酮中微溶，在甲醇或乙醇中极微溶解，在水中几乎不溶。

二、溶液的配制

称取美洛昔康对照品适量，加碱性甲醇溶液（取 40%甲醇溶液 100mL，加 0.4mol/L 氢氧化钠溶液 6mL，混匀）溶解并稀释制成每 1mL 中约含 1mg 的溶液，即得。

三、色谱条件

方法	HPLC	UHPLC	UPLC
仪器	ACQUITY Arc Path 1	ACQUITY UPLC H-Class Bio	ACQUITY UPLC H-Class Bio
仪器配置	QSM-R，FTN-R，UV/Vis，柱温箱	QSM，FTN，TUV，柱温箱	QSM，FTN，TUV，柱温箱
色谱柱	XBridge C18 4.6×250mm，5μm	XBridge BEH C18 3.0×150mm，2.5μm	ACQUITY UPLC BEH C18 2.1×100mm，1.7μm
流动相	甲醇–0.1mol/L 醋酸铵溶液（1:1）		
波长	270nm		
柱温	35℃		

四、分析色谱图

HPLC 谱图：

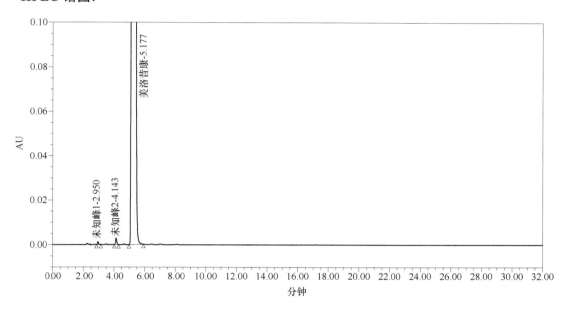

UHPLC 谱图：

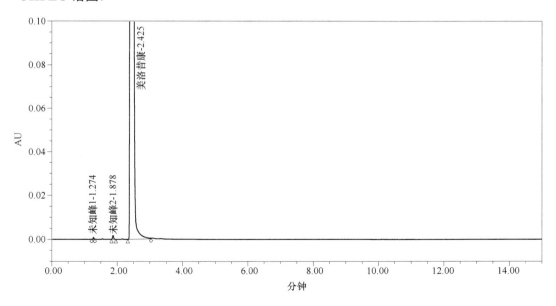

UPLC 谱图：

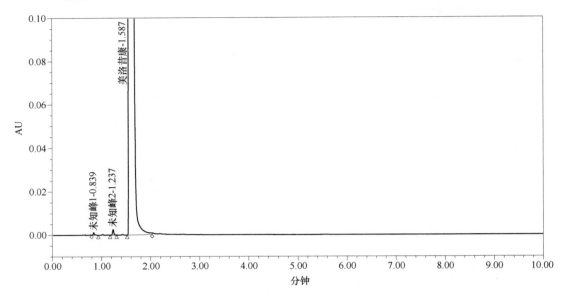

五、结果分析

方法	进样量 (μL)	流速 (mL/min)	峰宽 (s)	美洛昔康 与相邻杂 质分离度	美洛昔康 拖尾因子	美洛昔康 塔板数	运行时长 (min)	溶剂用量 (mL)
HPLC	20	1.0	55.90	4.99	2.03	5561	32	32
UHPLC	5	0.6	42.65	6.10	1.67	6433	15	9
UPLC	2	0.3	29.50	4.93	1.77	3940	10	3

乌苯美司

Ubenimex

C$_{16}$H$_{24}$N$_2$O$_4$ 308.37   [58970-76-6]

N-[(2S,3R)-3-氨基-2-羟基-4-苯基丁酰]-L-亮氨酸

一、性状

本品为白色结晶性粉末；无臭。

本品在水或甲醇中微溶；在冰醋酸中易溶，在 0.1mol/L 盐酸溶液或 0.1mol/L 氢氧化钠溶液中溶解。

二、溶液的配制

称取乌苯美司对照品适量，加 30%醋酸溶液溶解并稀释制成每 1mL 中约含 1mg 的溶液，即得。

三、色谱条件

方法	HPLC	UHPLC	UPLC
仪器	ACQUITY Arc Path 1	ACQUITY UPLC H-Class Bio	ACQUITY UPLC H-Class Bio
仪器配置	QSM-R，FTN-R，UV/Vis，柱温箱	QSM，FTN，TUV，柱温箱	QSM，FTN，TUV，柱温箱
色谱柱	XSelect HSS T3 4.6×250mm，5μm	XSelect HSS T3 3.0×150mm，2.5μm	ACQUITY UPLC HSS T3 2.1×100mm，1.8μm
流动相	甲醇-0.6%磷酸二氢钠溶液(38:62)		
波长	254nm		
柱温	40℃		

四、分析色谱图

HPLC 谱图：

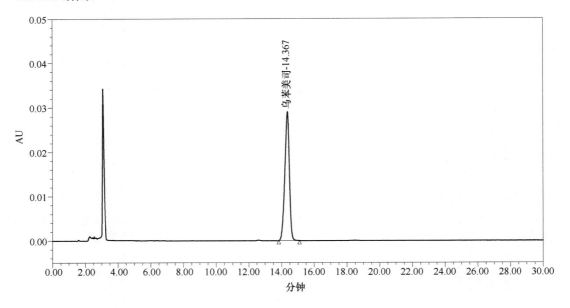

UHPLC 谱图：

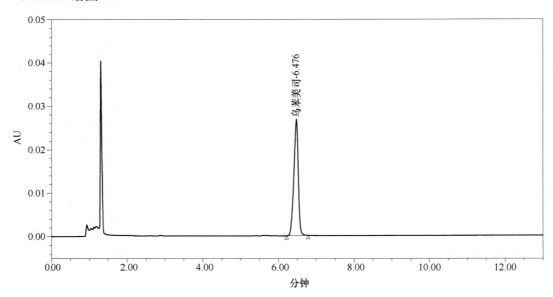

UPLC 谱图：

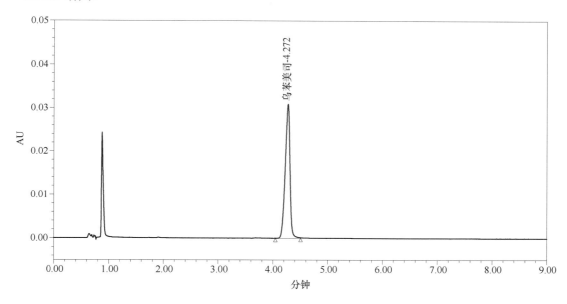

五、结果分析

方法	进样量 （μL）	流速 （mL/min）	峰宽 （s）	乌苯美司 拖尾因子	乌苯美司 塔板数	运行时长 （min）	溶剂用量 （mL）
HPLC	20	1.0	76.15	0.87	12096	30	30
UHPLC	5	0.6	34.15	0.85	14111	13	7.8
UPLC	2	0.3	40.90	0.87	11462	9	2.7

备注：2015 年版《中国药典》中，流动相比例为甲醇−0.6%磷酸二氢钠溶液（45:55），但是空白溶剂中有干扰峰出峰位置与主峰一致，因此将流动相比例调整为甲醇−0.6%磷酸二氢钠溶液（38:62）。

吲 达 帕 胺
Indapamide

C$_{16}$H$_{16}$ClN$_3$O$_3$S   365.83   ［26807-65-8］

N-(2-甲基-2,3-二氢-1*H*-吲哚-1-基)-3-氨磺酰基-4-氯-苯甲酰胺

一、性状

本品为类白色针状结晶或结晶性粉末；无臭。

本品在丙酮、冰醋酸中易溶，在乙醇或乙酸乙酯中溶解，在三氯甲烷或乙醚中微溶，在水中几乎不溶；在稀盐酸中几乎不溶。

二、溶液的配制

称取吲达帕胺对照品约 20mg，置 100mL 置瓶中，加甲醇 5mL 溶解，用流动相稀释至刻度，摇匀，量取 5mL，加 1mol/L 氢氧化钠溶液 2mL，摇匀，置水浴中加热 1 小时，放冷后用 1mol/L 盐酸溶液调节至中性，用流动相稀释至 50mL，摇匀，即得。

三、色谱条件

方法	HPLC	UHPLC	UPLC
仪器	ACQUITY Arc Path 1	ACQUITY UPLC H-Class Bio	ACQUITY UPLC H-Class Bio
仪器配置	QSM-R，FTN-R，UV/Vis，柱温箱	QSM，FTN，TUV，柱温箱	QSM，FTN，TUV，柱温箱
色谱柱	XBridge C18 4.6×250mm，5μm	XBridge BEH C18 3.0×150mm，2.5μm	ACQUITY UPLC BEH C18 2.1×100mm，1.7μm
流动相	甲醇-水-冰醋酸(45:55:0.1)		
波长	240nm		
柱温	35℃		

四、分析色谱图

HPLC 谱图：

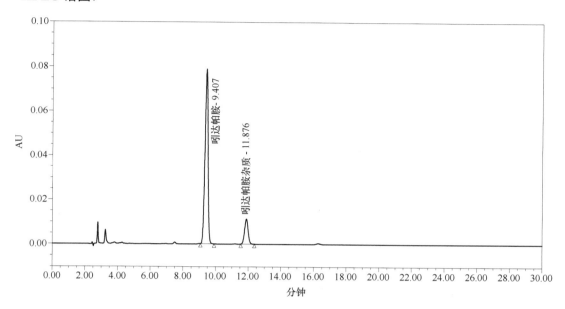

UHPLC 谱图：

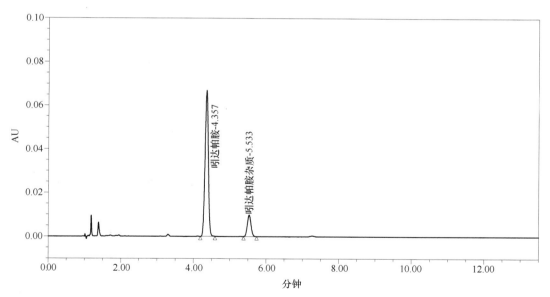

UPLC 谱图：

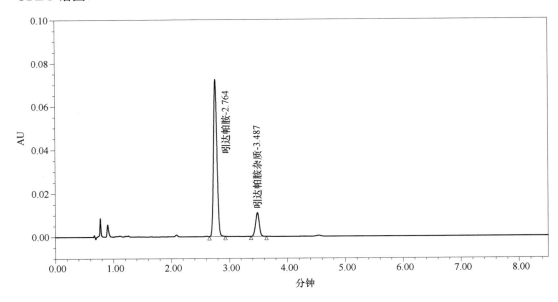

五、结果分析

方法	进样量（μL）	流速（mL/min）	峰宽（s）	相邻杂质与吲达帕胺分离度	吲达帕胺拖尾因子	吲达帕胺塔板数	运行时长（min）	溶剂用量（mL）
HPLC	20	1.0	49.80	6.73	1.02	12195	30	30
UHPLC	5	0.6	24.00	6.72	1.06	11158	13.5	8.1
UPLC	2	0.35	16.65	6.41	1.01	10273	9	3.2

醋 氯 芬 酸

Aceclofenac

C$_{16}$H$_{13}$Cl$_2$NO$_4$　354.19　[89796-99-6]

2-[2-[2-(2,6-二氯苯氨基)苯基]乙酰氧基]乙酸

一、性状

本品为白色或类白色结晶性粉末。

本品在丙酮中易溶，在甲醇或乙醇中溶解，在水中几乎不溶。

二、溶液的配制

称取醋氯芬酸对照品约 5mg，置 25mL 量瓶中，加流动相 A-流动相 B(30:70)溶解并稀释至刻度，摇匀，作为溶液Ⅰ；另称取双氯芬酸钠对照品适量，加流动相 A-流动相 B(30:70)溶解并定量稀释制成每 1mL 中约含双氯芬酸 0.4mg 的溶液，作为溶液Ⅱ；量取溶液Ⅰ2mL，置 10mL 量瓶中，用流动相 A-流动相 B(30:70)稀释至刻度，摇匀，精密量取 1mL，置 100mL 量瓶中，再加入溶液Ⅱ1mL，用流动相 A-流动相 B(30:70)稀释至刻度，摇匀，即得。

三、色谱条件

方法	HPLC	UHPLC	UPLC
仪器	ACQUITY Arc Path 1	ACQUITY UPLC H-Class Bio	ACQUITY UPLC H-Class Bio
仪器配置	QSM-R，FTN-R，UV/Vis，柱温箱	QSM，FTN，TUV，柱温箱	QSM，FTN，TUV，柱温箱
色谱柱	XBridge C18 4.6×250mm，5μm	XBridge BEH C18 3.0×150mm，2.5μm	ACQUITY UPLC BEH C18 2.1×100mm，1.7μm
流动相	以 0.112%(W/V)磷酸溶液(用氢氧化钠试液调节 pH 值至 7.0)为流动相 A， 乙腈-水(90:10)为流动相 B，进行梯度洗脱		

梯度洗脱 程序	时间 (min)	流动相 A(%)	流动相 B(%)	时间 (min)	流动相 A(%)	流动相 B(%)	时间 (min)	流动相 A(%)	流动相 B(%)
	0	70	30	0	70	30	0	70	30
	25	50	50	10.5	50	50	6	50	50
	30	20	80	13	20	80	7.2	20	80
	50	20	80	21.5	20	80	12	20	80
	52	70	30	22.5	70	30	12.5	70	30
	60	70	30	27	70	30	15	70	30
波长	275nm								
柱温	35℃								

四、分析色谱图

HPLC 谱图：

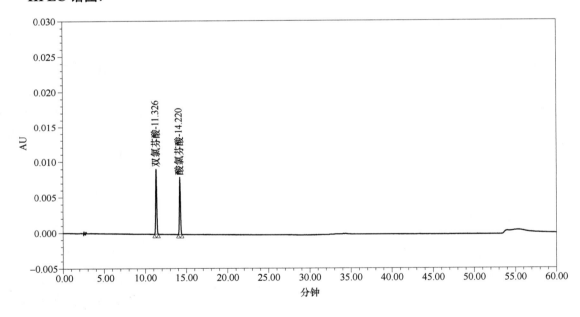

UHPLC 谱图：

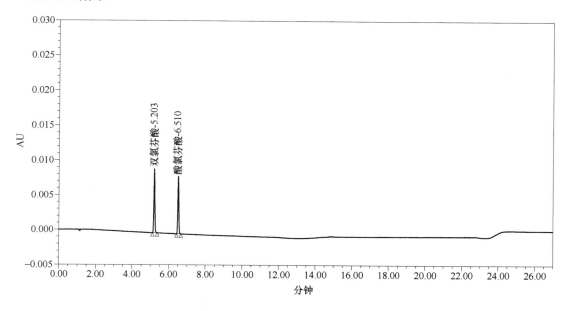

UPLC 谱图：

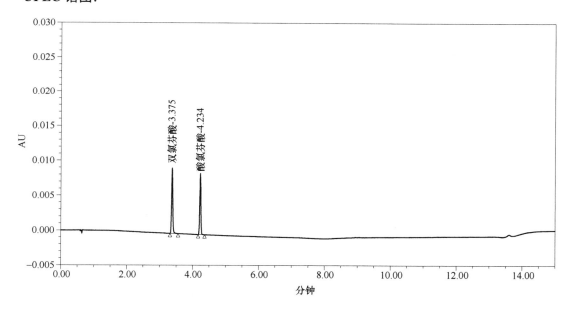

五、结果分析

方法	进样量 （μL）	流速 （mL/min）	峰宽 （s）	醋氯芬酸 与双氯芬 酸的分 离度	醋氯芬酸 拖尾因子	醋氯芬酸 塔板数	运行时长 （min）	溶剂用量 （mL）
HPLC	10	1.0	28.10	12.31	1.04	37200	60	60
UHPLC	2.5	0.6	15.15	13.22	1.10	43491	27	16.2
UPLC	1	0.35	14.55	13.70	1.10	43731	15	5.3

吡 嗪 酰 胺
Pyrazinamide

C₅H₅N₃O   123.12   ［98-96-4］

吡嗪甲酰胺

一、性状

本品为白色或类白色结晶性粉末。

本品在水中略溶，在甲醇或乙醇中微溶。

二、溶液的配制

称取吡嗪酰胺对照品适量，加水溶解并定量稀释制成每 1mL 中约含 0.04mg 的溶液，分别量取该溶液 4mL 与盐酸 1mL，混匀，置水浴中加热 5 分钟，使吡嗪酰胺部分水解为吡嗪酸，放冷，即得。

三、色谱条件

方法	HPLC	UHPLC	UPLC
仪器	ACQUITY Arc Path 1	ACQUITY UPLC H-Class Bio	ACQUITY UPLC H-Class Bio
仪器配置	QSM-R，FTN-R，UV/Vis，柱温箱	QSM，FTN，TUV，柱温箱	QSM，FTN，TUV，柱温箱
色谱柱	XBridge Shield RP18 4.6×250mm，5μm	XBridge BEH Shield RP18 3.0×150mm，2.5μm	ACQUITY UPLC BEH Shield RP18，2.1×100mm，1.7μm
流动相	水(用冰醋酸调节 pH 值至 3.0)-甲醇(92:8)		
波长	268nm		
柱温	35℃		

四、分析色谱图

HPLC 谱图：

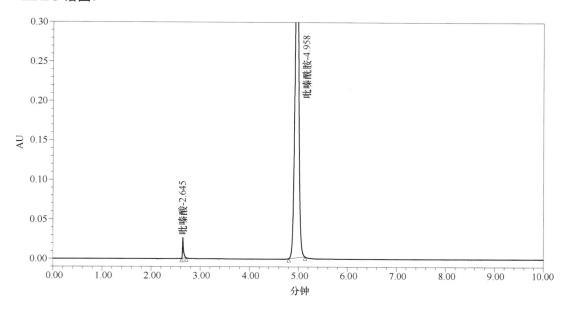

UHPLC 谱图：

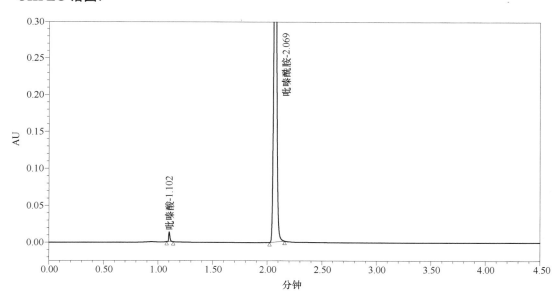

UPLC 谱图：

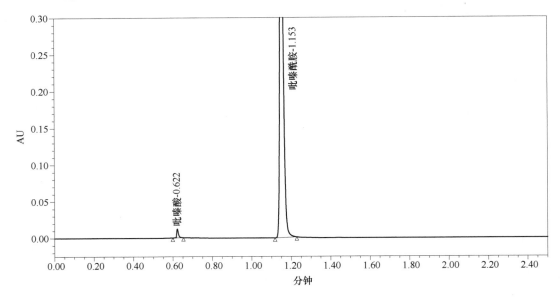

五、结果分析

方法	进样量 (μL)	流速 (mL/min)	峰宽 (s)	吡嗪酰胺 与吡嗪酸 的分离度	吡嗪酰胺 拖尾因子	吡嗪酰胺 塔板数	运行时长 (min)	溶剂用量 (mL)
HPLC	20	1.0	19.75	28.06	1.07	21334	10	10
UHPLC	5	0.6	8.25	29.00	1.12	32068	5	3
UPLC	2	0.35	6.60	23.60	1.16	22552	2.5	0.9

头 孢 氨 苄

Cefalexin

C₁₆H₁₇N₃O₄S・H₂O 365.41   [23325-78-2]

(6R,7R)-3-甲基-7-[(R)-2-氨基-2-苯基乙酰氨基]-8-氧代-5-硫杂-1-氮杂双环

[4.2.0]辛-2-烯-2-甲酸一水合物

一、性状

本品为白色至微黄色结晶性粉末；微臭。

本品在水中微溶，在乙醇或乙醚中不溶。

二、溶液的配制

分别称取 7-氨基去乙酰氧基头孢烷酸对照品和 α-苯甘氨酸对照品各约 10mg，置同一 100mL 量瓶中，加 pH 7.0 磷酸盐缓冲液约 20mL，超声使溶解，再用流动相 A 稀释至刻度，摇匀，精密量取 2mL，置 20mL 量瓶中，用流动相 A 稀释至刻度，摇匀，作为杂质对照品溶液。称取头孢氨苄对照品适量，加流动相 A 溶解并定量稀释制成每 1mL 中约含 1.0mg 的溶液，取该溶液适量，在 70℃水浴中加热 30 分钟，冷却，作为破坏溶液。

三、色谱条件

方法	HPLC			UHPLC			UPLC		
仪器	ACQUITY Arc Path 1			ACQUITY Arc Path 2			ACQUITY UPLC H-Class Bio		
仪器配置	QSM-R，FTN-R，UV/Vis，柱温箱			QSM-R，FTN-R，UV/Vis，柱温箱			QSM，FTN，TUV，柱温箱		
色谱柱	XSelect CSH C18 4.6×250mm，5μm			XSelect CSH C18 3.0×150mm，2.5μm			ACQUITY UPLC CSH C18 2.1×100mm，1.7μm		
流动相	流动相 A 为 0.2mol/L 磷酸二氢钠溶液（用氢氧化钠试液调节 pH 值至 5.0），流动相 B 为甲醇，进行梯度洗脱			流动相 A 为 0.2mol/L 磷酸二氢钠溶液（用氢氧化钠试液调节 pH 值至 5.0），流动相 B 为甲醇，进行梯度洗脱			流动相 A 为 0.05mol/L 磷酸二氢钠溶液（用氢氧化钠试液调节 pH 值至 5.0），流动相 B 为甲醇，进行梯度洗脱		
梯度洗脱程序	时间(min)	流动相A(%)	流动相B(%)	时间(min)	流动相A(%)	流动相B(%)	时间(min)	流动相A(%)	流动相B(%)
	0	98	2	0	98	2	0	98	2
	1	98	2	0.2	98	2	0.3	98	2
	20	70	30	8.2	70	30	4	70	30
	23	98	2	9.5	98	2	4.6	98	2
	30	98	2	13	98	2	6	98	2
柱温	35℃			50℃			50℃		
波长	220nm								

四、分析色谱图

HPLC 谱图：

1. 杂质对照品溶液

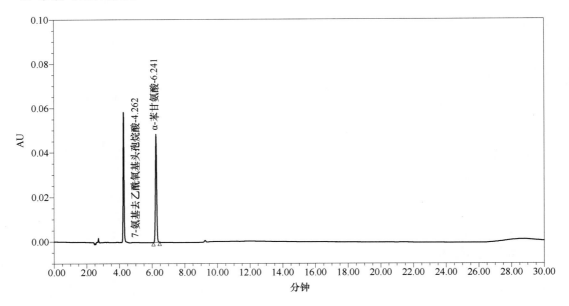

2. 破坏溶液

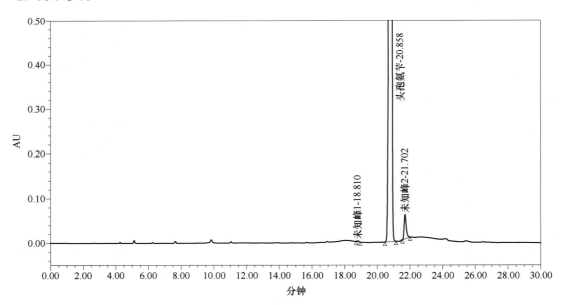

UHPLC 谱图：

1. 杂质对照品溶液

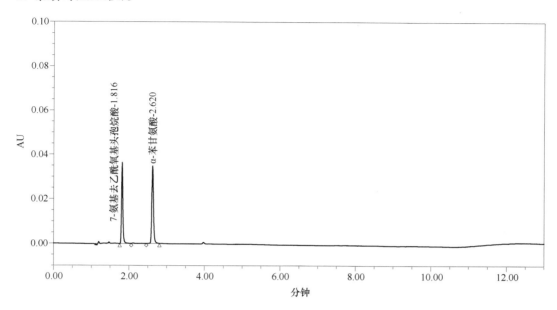

2. 破坏溶液

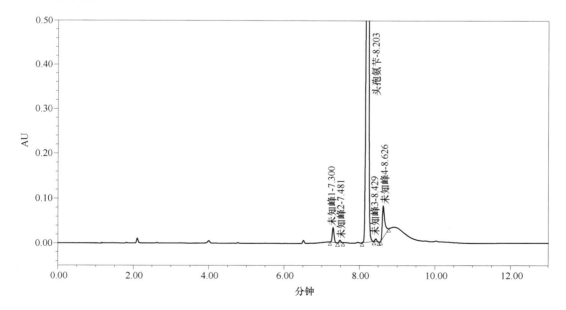

UPLC 谱图：

1. 杂质对照品溶液

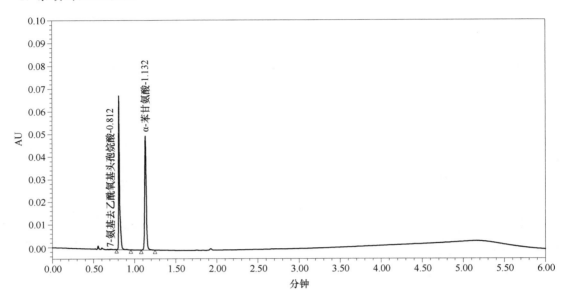

2. 破坏溶液

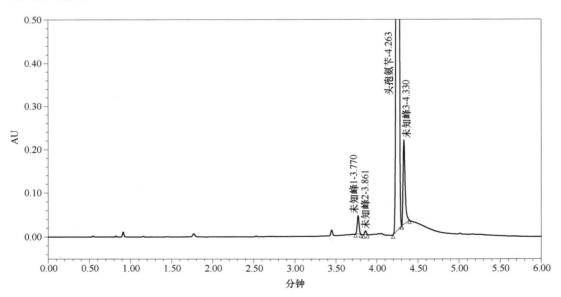

五、结果分析

方法	进样量（μL）	流速（mL/min）	峰宽（s）	相邻杂质与头孢氨苄的分离度	头孢氨苄拖尾因子	头孢氨苄塔板数	运行时长（min）	溶剂用量（mL）
HPLC	20	1.0	40.75	3.5	0.71	102473	30	30
UHPLC	5	0.6	18.65	2.55	0.92	131031	13	7.8
UPLC	2	0.4	6.25	1.43	0.77	111687	6	2.4

备注：在 UHPLC 和 UPLC 上，α-苯甘氨酸在低温时易出现肩峰，将柱温调整到 50℃后改善，另外，按照药典方法，取供试品溶液适量在 80℃加热破坏 60 分钟时，主峰峰面积仅为原来的 20%左右，因此将破坏条件调整为 70℃放置 30 分钟；UPLC 中将盐浓度降低为 50mM。

赖 氨 匹 林

Lysine Acetylsalicylate

C$_{15}$H$_{22}$N$_2$O$_6$　326.36　［62952-06-1］

DL-赖氨酸乙酰水杨酸盐

一、性状

本品为白色结晶或结晶性粉末；无臭；遇湿、热均不稳定。

本品在水中易溶，在甲醇中微溶，在乙醇、三氯甲烷或无水乙醇中几乎不溶。

二、溶液的配制

称取赖氨匹林对照品约 10mg，置 25mL 量瓶中，加冰醋酸 2mL 使溶解，用 40%乙腈稀释至刻度，摇匀，即得。

三、色谱条件

方法	HPLC	UHPLC	UPLC
仪器	ACQUITY Arc Path 1	ACQUITY Arc Path 2	ACQUITY UPLC H-Class Bio
仪器配置	QSM-R，FTN-R，UV/Vis，柱温箱	QSM-R，FTN-R，UV/Vis，柱温箱	QSM，FTN，TUV，柱温箱
色谱柱	XBridge C18 4.6×250mm，5μm	XBridge BEH C18 3.0×150mm，2.5μm	ACQUITY UPLC BEH C18 2.1×100mm，1.7μm
流动相	甲醇-水-冰醋酸(40:60:1)		
波长	276nm		
柱温	35℃		

四、分析色谱图

HPLC 谱图：

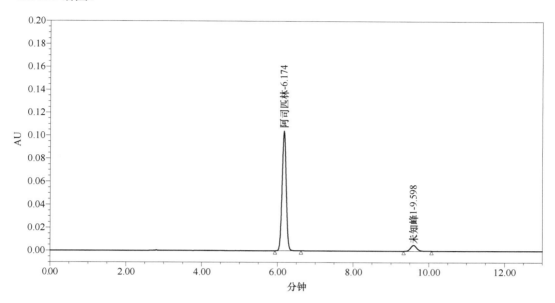

UHPLC 谱图：

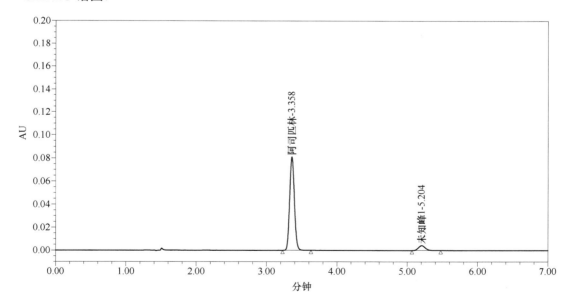

UPLC 谱图：

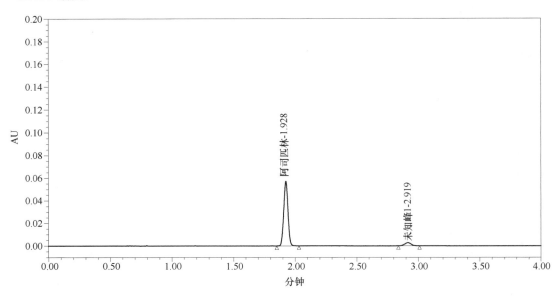

五、结果分析

方法	进样量 (μL)	流速 (mL/min)	峰宽 (s)	相邻杂质 与阿司匹 林分离度	阿司匹林 拖尾因子	阿司匹林 塔板数	运行时长 (min)	溶剂用量 (mL)
HPLC	10	1.0	41.10	13.92	1.04	15418	13	13
UHPLC	2.5	0.5	24.20	12.35	1.12	11841	7	3.5
UPLC	1	0.35	10.80	12.56	1.00	14801	4	1.4

备注：原配样溶剂为乙腈，溶剂效应明显，因此改为 40%乙腈。

伏立康唑
Voriconazole

C$_{16}$H$_{14}$F$_3$N$_5$O　349.31　[137234-62-9]

(2R,3S)-2-(2,4-二氟苯基)-3-(5-氟-4-嘧啶基)-1-(1H-1,2,4-三氮唑-1-基)-2-丁醇

一、性状

本品为白色或类白色粉末或结晶性粉末。

本品在甲醇、乙醇、N,N-二甲基甲酰胺、二甲基亚砜中易溶，在水中几乎不溶。

二、溶液的配制

称取伏立康唑对照品适量，加流动相溶解并稀释制成每 1mL 中约含 0.5mg 的溶液，在 100℃ 水浴放置 40 分钟，冷却至室温，即得。

三、色谱条件

方法	HPLC	UHPLC	UPLC
仪器	ACQUITY Arc Path 1	ACQUITY UPLC H-Class Bio	ACQUITY UPLC H-Class Bio
仪器配置	QSM-R，FTN-R，UV/Vis，柱温箱	QSM，FTN，TUV，柱温箱	QSM，FTN，TUV，柱温箱
色谱柱	XBridge C18 4.6×250mm，5μm	XBridge BEH C18 3.0×150mm，2.5μm	ACQUITY UPLC BEH C18 2.1×100mm，1.7μm
流动相	0.02mol/L 醋酸铵缓冲液(用醋酸调节 pH 值至 4.0±0.3)-甲醇-乙腈(55:15:30)		
波长	256nm		
柱温	35℃		

四、分析色谱图

HPLC 谱图：

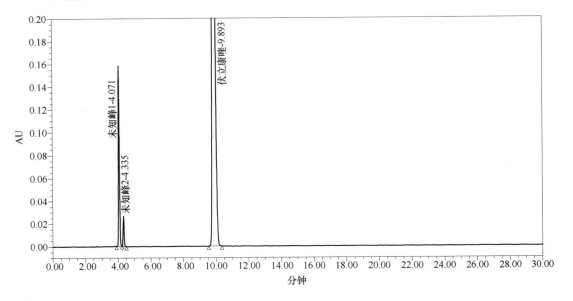

UHPLC 谱图：

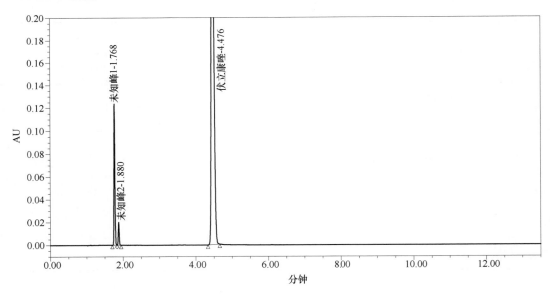

UPLC 谱图：

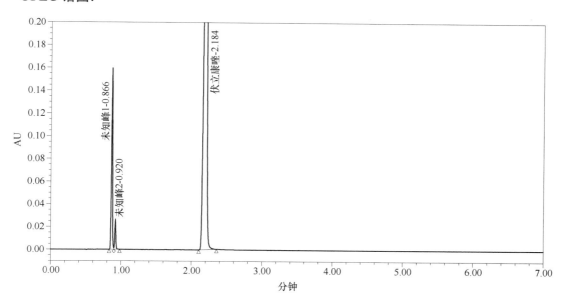

五、结果分析

方法	进样量 （μL）	流速 （mL/min）	峰宽 （s）	杂质间分 离度	伏立康唑 拖尾因子	伏立康唑 塔板数	运行时长 （min）	溶剂用量 （mL）
HPLC	10	1.0	47.95	2.36	1.07	19472	30	30
UHPLC	2.5	0.6	19.45	2.40	1.09	21237	13.5	8.1
UPLC	1	0.4	15.00	1.90	1.03	16211	7	2.8

曲 安 奈 德
Triamcinolone Acetonide

C$_{24}$H$_{31}$FO$_6$ 434.50   [76-25-5]

9-氟-11β,21-二羟基-16α,17[(1-甲基亚乙基)双(氧)]-孕甾-1,4-二烯-3,20-二酮

一、性状

本品为白色或类白色结晶性粉末；无臭。

本品在丙酮中溶解，在三氯甲烷中略溶，在甲醇或乙醇中微溶，在水中极微溶解。

二、溶液的配制

分别称取曲安奈德对照品与曲安西龙对照品适量，加 70%甲醇溶液溶解并稀释制成每 1mL 中各约含 5μg 的溶液，即得。

三、色谱条件

方法	HPLC	UHPLC	UPLC
仪器	ACQUITY Arc Path 1	ACQUITY UPLC H-Class Bio	ACQUITY UPLC H-Class Bio
仪器配置	QSM-R，FTN-R，UV/Vis，柱温箱	QSM，FTN，TUV，柱温箱	QSM，FTN，TUV，柱温箱
色谱柱	XBridge C18 4.6×250mm，5μm	XBridge BEH C18 3.0×150mm，2.5μm	ACQUITY UPLC BEH C18 2.1×100mm，1.7μm
流动相	甲醇-水(525:475)		
波长	240nm		
柱温	35℃		

四、分析色谱图

HPLC 谱图:

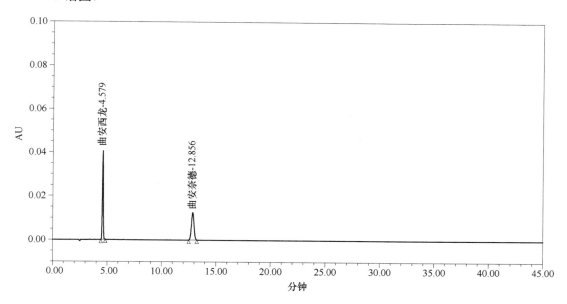

UHPLC 谱图:

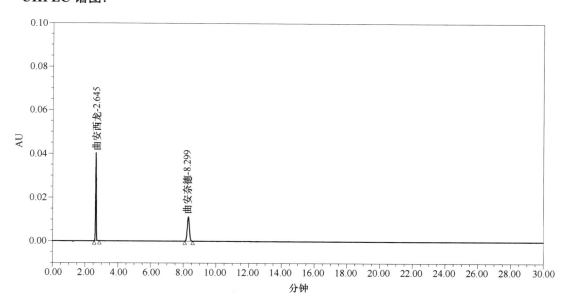

UPLC 谱图：

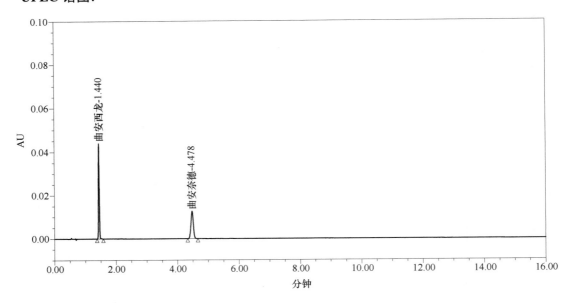

五、结果分析

方法	进样量 （μL）	流速 （mL/min）	峰宽 （s）	曲安奈德 与曲安西 龙的 分离度	曲安奈德 拖尾因子	曲安奈德 塔板数	运行时长 （min）	溶剂用量 （mL）
HPLC	20	1	44.95	27.81	1.01	13854	45	45
UHPLC	5	0.5	29.05	35.99	1.03	19376	30	15
UPLC	2	0.3	19.85	31.53	0.99	15361	16	4.8

己酸羟孕酮

Hydroxyprogesterone Caproate

C$_{27}$H$_{40}$O$_4$ 428.62   [630-56-8]

(17α)-17-羟基孕甾-4-烯-3,20-二酮己酸酯

一、性状

本品为白色或类白色的结晶性粉末；无臭。

本品在乙醇、丙酮或乙醚中易溶，在茶油或蓖麻油中略溶，在水中不溶。

二、溶液的配制

分别称取己酸羟孕酮对照品与炔诺酮对照品适量，加甲醇溶解并定量稀释制成每 1mL 中各约含 1mg 的溶液；量取该溶液 2mL，置 10mL 量瓶中，用甲醇稀释至刻度，摇匀，即得。

三、色谱条件

方法	HPLC	UHPLC	UPLC
仪器	ACQUITY Arc Path 1	ACQUITY UPLC H-Class Bio	ACQUITY UPLC H-Class Bio
仪器配置	QSM-R，FTN-R，UV/Vis，柱温箱	QSM，FTN，TUV，柱温箱	QSM，FTN，TUV，柱温箱
色谱柱	XBridge C18 4.6×250mm，5μm	XBridge BEH C18 3.0×150mm，2.5μm	ACQUITY UPLC BEH C18 2.1×100mm，1.7μm
流动相	甲醇-水(85:15)		
波长	254nm		
柱温	35℃		

四、分析色谱图

HPLC 谱图：

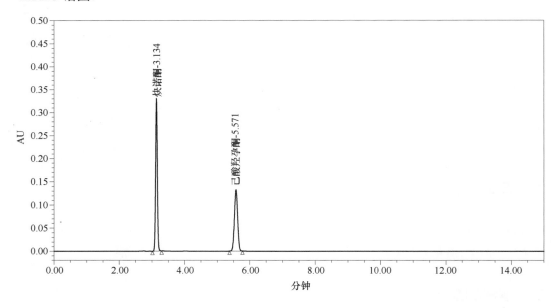

UHPLC 谱图：

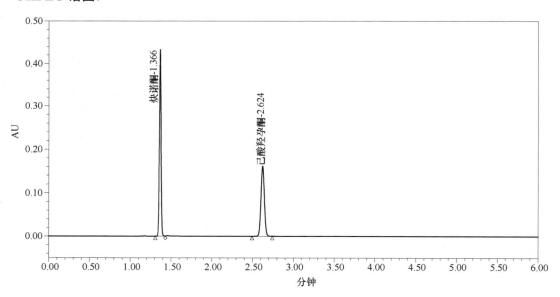

UPLC 谱图：

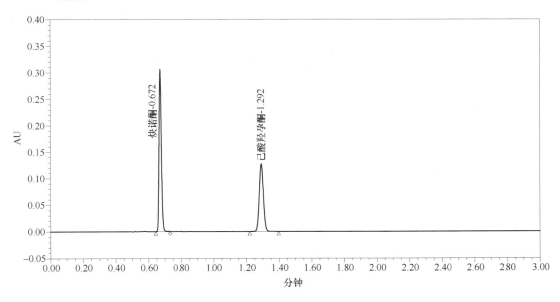

五、结果分析

方法	进样量 （μL）	流速 （mL/min）	峰宽 （s）	己酸羟孕酮与炔诺酮的分离度	己酸羟孕酮拖尾因子	己酸羟孕酮塔板数	运行时长 （min）	溶剂用量 （mL）
HPLC	5	1	23.95	17.50	1.02	14974	13	13
UHPLC	1.5	0.6	15.00	21.93	1.05	18599	6	3.6
UPLC	0.5	0.4	10.60	17.28	1.02	12399	3	1.2

二羟丙茶碱

Diprophylline

C$_{10}$H$_{14}$N$_4$O$_4$ 254.25   ［479–18–5］

1,3–二甲基–7–(2,3–二羟丙基)–3,7–二氢–1H–嘌呤–2,6–二酮

一、性状

本品为白色粉末或颗粒；无臭。

本品在水中易溶，在乙醇中微溶，在三氯甲烷或乙醚中极微溶解。

二、溶液的配制

称取二羟丙茶碱对照品适量，加水溶解并定量稀释制成每 1mL 中约含 1.0mg 的溶液，作为溶液Ⅰ；另称取茶碱对照品约 10mg，置 100mL 量瓶中，加水溶解并稀释至刻度，摇匀，作为溶液Ⅱ；量取溶液Ⅱ 10mL 与溶液Ⅰ 1mL，置 200mL 量瓶中，用水稀释至刻度，摇匀，即得。

三、色谱条件

方法	HPLC	UHPLC	UPLC
仪器	ACQUITY Arc Path 1	ACQUITY UPLC H-Class Bio	ACQUITY UPLC H-Class Bio
仪器配置	QSM-R，FTN-R，UV/Vis，柱温箱	QSM，FTN，TUV，柱温箱	QSM，FTN，TUV，柱温箱
色谱柱	XSelect HSS T3 4.6×250mm，5μm	XSelect HSS T3 3.0×150mm，2.5μm	ACQUITY UPLC HSS T3 2.1×100mm，1.8μm
流动相	磷酸二氢钾溶液(取磷酸二氢钾 1.0g，加水溶解并稀释至 1000mL)–甲醇(72:28)		
波长	254nm		
柱温	35℃		

四、分析色谱图

HPLC 谱图：

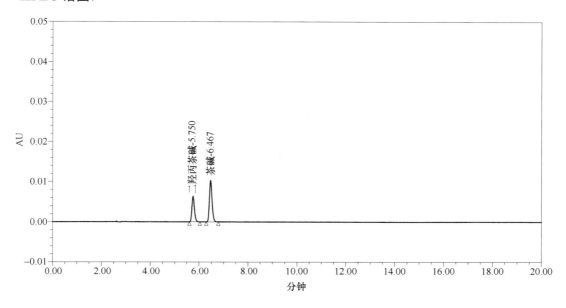

UHPLC 谱图：

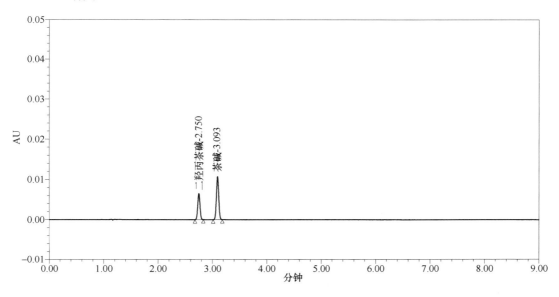

UPLC 谱图：

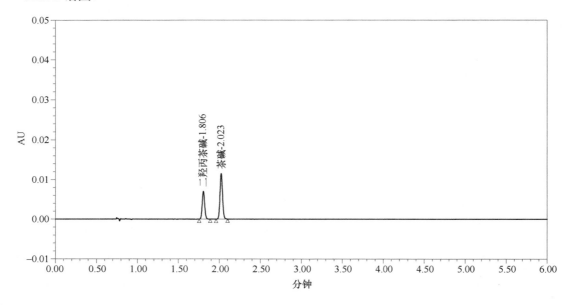

五、结果分析

方法	进样量 (μL)	流速 (mL/min)	峰宽 (s)	茶碱与二羟丙茶碱的分离度	二羟丙茶碱拖尾因子	二羟丙茶碱塔板数	运行时长 (min)	溶剂用量 (mL)
HPLC	10	1.0	25.65	3.78	1.21	15103	20	20
UHPLC	2.5	0.6	9.10	4.48	1.03	21111	9	5.4
UPLC	1	0.3	8.00	3.93	1.07	17547	6	1.8

多 索 茶 碱
Doxofylline

$C_{11}H_{14}N_4O_4$ 266.26   [69975-86-6]

7-(1,3-二氧戊环-2-基甲基)茶碱

一、性状

本品为白色针状结晶或结晶性粉末；无臭。

本品在水、乙醇或丙酮中微溶；在 0.1mol/L 盐酸溶液中略溶。

二、溶液的配制

称取多索茶碱对照品适量，加乙腈-水(15:85)溶解并定量稀释制成每 1mL 中约含 1mg 的溶液，作为溶液 I；另称取茶碱对照品约 10mg，置 10mL 量瓶中，加乙腈-水(15:85)溶解并稀释至刻度，摇匀，作为溶液 II；分别量取溶液 II 2mL 与溶液 I 2mL，置 100mL 量瓶中，用乙腈-水(15:85)稀释至刻度，摇匀，再量取 5mL，置 50mL 量瓶中，用乙腈-水(15:85) 稀释至刻度，摇匀，即得。

三、色谱条件

方法	HPLC	UHPLC	UPLC
仪器	ACQUITY Arc Path 1	ACQUITY UPLC H-Class Bio	ACQUITY UPLC H-Class Bio
仪器配置	QSM-R，FTN-R，UV/Vis，柱温箱	QSM，FTN，TUV，柱温箱	QSM，FTN，TUV，柱温箱
色谱柱	XSelect HSS T3 4.6×250mm，5μm	XSelect HSS T3 3.0×150mm，2.5μm	ACQUITY UPLC HSS T3 2.1×100mm，1.8μm
流动相	乙腈-磷酸盐缓冲液(pH 5.8)(15:85)		
波长	273nm		
柱温	35℃		

四、分析色谱图

HPLC 谱图:

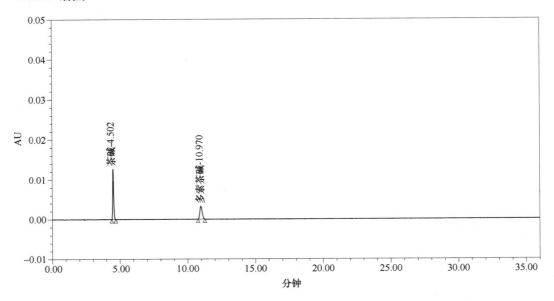

UHPLC 谱图:

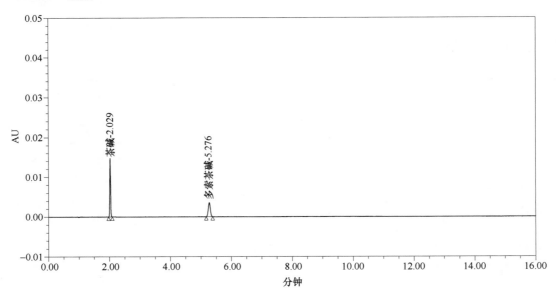

UPLC 谱图：

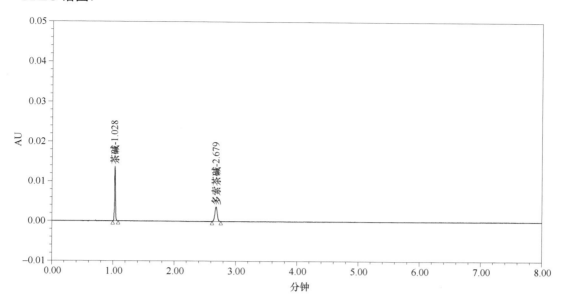

五、结果分析

方法	进样量 （μL）	流速 （mL/min）	峰宽 （s）	多索茶碱 与茶碱的 分离度	多索茶碱 拖尾因子	多索茶碱 塔板数	运行时长 （min）	溶剂用量 （mL）
HPLC	10	1.0	29.40	29.64	1.17	19565	36	36
UHPLC	2.5	0.6	12.80	37.39	1.00	27734	16	9.6
UPLC	1	0.4	8.60	32.59	1.02	22382	8	3.2

甲 基 多 巴
Methyldopa

$$C_{10}H_{13}NO_4 \cdot 1\frac{1}{2}H_2O \quad 238.24 \quad [41372-08-1]$$

L–3–(3,4–二羟基苯基)–2–甲基丙氨酸倍半水合物

一、性状

本品为白色或类白色结晶性粉末；无臭。

本品在水中略溶，在乙醇中微溶，在乙醚中极微溶解，在稀盐酸中易溶。

二、溶液的配制

称取甲基多巴对照品适量，加流动相溶解并定量稀释制成每 1mL 中约含 1mg 的溶液，即得。

三、色谱条件

方法	HPLC	UHPLC	UPLC
仪器	ACQUITY Arc Path 1	ACQUITY UPLC H-Class Bio	ACQUITY UPLC H-Class Bio
仪器配置	QSM-R，FTN-R，UV/Vis，柱温箱	QSM，FTN，TUV，柱温箱	QSM，FTN，TUV，柱温箱
色谱柱	XBridge Shield RP18 4.6×250mm，5μm	XBridge BEH Shield RP18 3.0×150mm，2.5μm	ACQUITY UPLC BEH Shield RP18，2.1×100mm，1.7μm
流动相	乙腈–磷酸盐缓冲液(取磷酸二氢钾 2g 和磷酸 1g，加水 900mL 溶解)(5:95)		
波长	278nm		
柱温	35℃		

四、分析色谱图

HPLC 谱图:

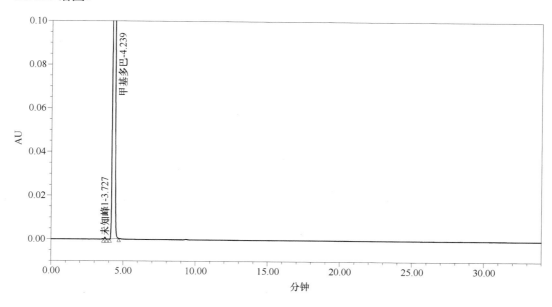

UHPLC 谱图:

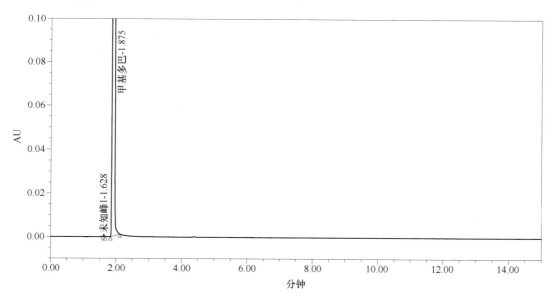

UPLC 谱图：

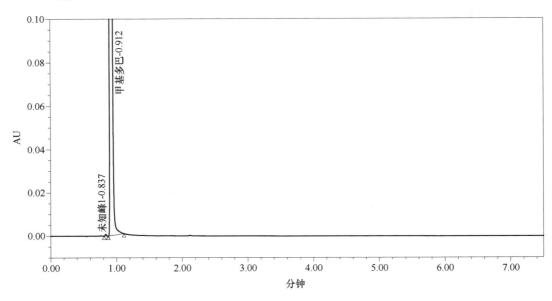

五、结果分析

方法	进样量 （μL）	流速 （mL/min）	峰宽 （s）	甲基多巴 与杂质间 的分离度	甲基多巴 拖尾因子	甲基多巴 塔板数	运行时长 （min）	溶剂用量 （mL）
HPLC	20	1	37.80	3.43	2.04	9241	34	34
UHPLC	2.5	0.6	17.25	3.97	2.78	8532	15	9
UPLC	1	0.4	14.20	1.95	2.18	6996	7.5	3

卡 比 多 巴
Carbidopa

C$_{10}$H$_{14}$N$_2$O$_4$·H$_2$O   244.25   [38821-49-7]

(S)-α-甲基-α-肼基-3,4-二羟基苯丙酸一水合物

一、性状

本品为白色或类白色绒毛状结晶；几乎无臭。

本品在水或甲醇中微溶，在乙醇或三氯甲烷中几乎不溶；在稀盐酸中易溶。

二、溶液的配制

称取卡比多巴对照品适量，加 0.1mol/L 盐酸溶液溶解并定量稀释制成每 1mL 中约含 5mg 的溶液，作为溶液 I（临用新制）。另称取甲基多巴对照品约 5mg，置 200mL 量瓶中，加溶液 I 1mL，再加 0.1mol/L 盐酸溶液使甲基多巴溶解并稀释至刻度，摇匀，即得。

三、色谱条件

方法	HPLC	UHPLC	UPLC
仪器	ACQUITY Arc Path 1	ACQUITY UPLC H-Class Bio	ACQUITY UPLC H-Class Bio
仪器配置	QSM-R，FTN-R，UV/Vis，柱温箱	QSM，FTN，TUV，柱温箱	QSM，FTN，TUV，柱温箱
色谱柱	XBridge C18 4.6×250mm，5μm	XBridge BEH C18 3.0×150mm，2.5μm	ACQUITY UPLC BEH C18 2.1×100mm，1.7μm
流动相	0.05mol/L 磷酸二氢钠溶液（用磷酸调节 pH 值至 2.7）-乙醇(95:5)		
波长	280nm		
柱温	35℃		

四、分析色谱图

HPLC 谱图：

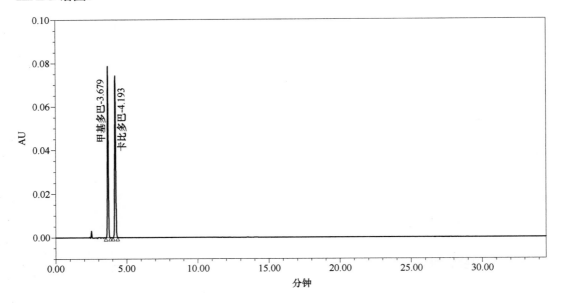

UHPLC 谱图：

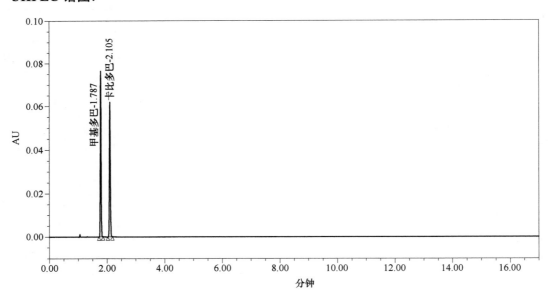

UPLC 谱图：

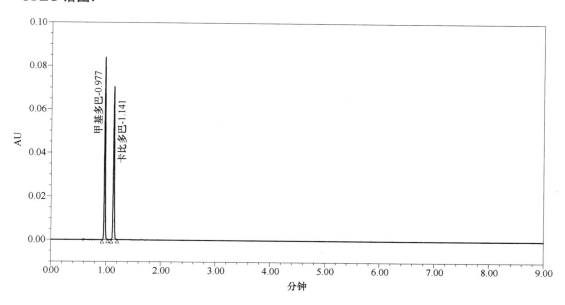

五、结果分析

方法	进样量（μL）	流速（mL/min）	峰宽（s）	卡比多巴与甲基多巴的分离度	卡比多巴拖尾因子	卡比多巴塔板数	运行时长（min）	溶剂用量（mL）
HPLC	20	1.0	19.50	4.16	1.04	15904	34	34
UHPLC	5	0.6	9.25	6.04	1.04	21439	17	10.2
UPLC	2	0.35	6.55	5.18	1.05	17755	9	3.2

盐酸雷尼替丁

Ranitidine Hydrochloride

C$_{13}$H$_{22}$N$_4$O$_3$S • HCl   350.87   [66357-59-3]

N′-甲基-*N*-[2-[[[5-[(二甲氨基)甲基]-2-呋喃基]甲基]硫基]乙基]-2-硝基-1,1-乙烯二胺盐酸盐

一、性状

本品为类白色至淡黄色结晶性粉末；有异臭；极易潮解，吸潮后颜色变深。

本品在水或甲醇中易溶，在乙醇中略溶，在丙酮中几乎不溶。

二、溶液的配制

称取盐酸雷尼替丁对照品约 0.1g，置 100mL 量瓶中，加 50%氢氧化钠溶液 1mL，加水约 60mL，振摇使溶解，用水稀释至刻度，摇匀，室温放置 1 小时，即得。

三、色谱条件

方法	HPLC			UPLC		
仪器	ACQUITY Arc Path 1			ACQUITY UPLC H-Class Bio		
仪器配置	QSM-R，FTN-R，UV/Vis，柱温箱			QSM，FTN，TUV，柱温箱		
色谱柱	XBridge C18 4.6×150mm，5μm			ACQUITY UPLC BEH C18 2.1×50mm，1.7μm		
流动相	流动相 A 为磷酸盐缓冲液(取磷酸 6.8mL 置 1900mL 水中，加入 50%氢氧化钠溶液 8.6mL，加水至 2000mL，用磷酸或 50%氢氧化钠溶液调节 pH 值至 7.1±0.05)-乙腈(98:2)，流动相 B 为磷酸盐缓冲液-乙腈(78:22)，进行梯度洗脱					
梯度洗脱程序	时间(min)	流动相A(%)	流动相B(%)	时间(min)	流动相A(%)	流动相B(%)
	0	100	0	0	100	0
	15	0	100	3.2	0	100
	23	0	100	4.8	0	100
	24	100	0	5.0	100	0
	30	100	0	6.5	100	0
柱温	35℃					
波长	230nm					

四、分析色谱图

HPLC 谱图：

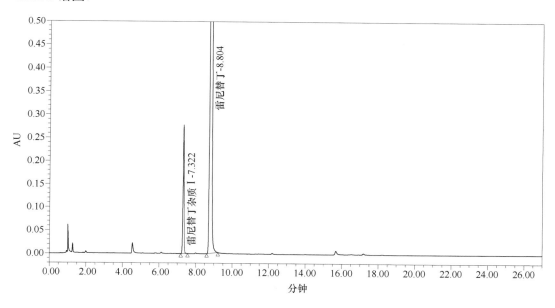

UPLC 谱图：

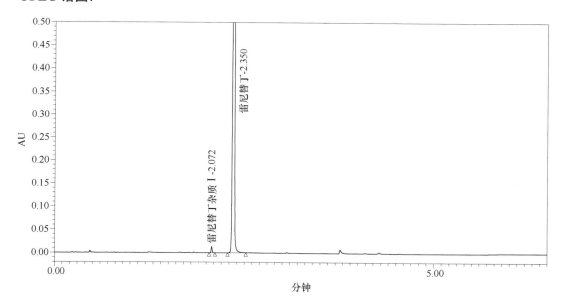

五、结果分析

方法	进样量 (μL)	流速 (mL/min)	峰宽 (s)	雷尼替丁与杂质 I 的分离度	雷尼替丁拖尾因子	雷尼替丁塔板数	运行时长 (min)	溶剂用量 (mL)
HPLC	10	1.5	26.25	10.73	0.97	64829	30	40.5
UPLC	1	0.5	14.40	9.49	1.14	98722	6.5	3.3

备注：碱破坏溶液，因进样时间原因，破坏程度不同，HPLC 杂质峰峰面积较 UPLC 增加。

杂质信息：

杂质 I

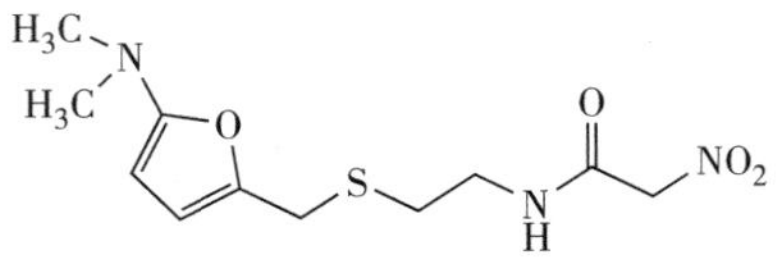

$C_{12}H_{19}N_3O_4S$　301

N–[2–[[[5–[(二甲基氨基)甲基]呋喃–2–基]甲基]硫基]乙基]–2–硝基乙酰胺

非 诺 贝 特
Fenofibrate

C$_{20}$H$_{21}$ClO$_4$ 360.84   ［49562–28–9］

2–甲基–2–［4–(4–氯苯甲酰基)苯氧基］丙酸异丙酯

一、性状

本品为白色或类白色结晶性粉末；无臭。

本品在三氯甲烷中极易溶解，在丙酮或乙醚中易溶，在乙醇中略溶，在水中几乎不溶。

二、溶液的配制

分别称取非诺贝特对照品、4′–氯–4–羟基二苯甲酮(杂质Ⅰ)对照品和 2–［4–(4–氯苯甲酰基)–苯氧基］–2–甲基丙酸(杂质Ⅱ)对照品适量，加流动相溶解并制成每 1mL 约含非诺贝特 0.4mg、杂质Ⅰ 1μg 和杂质Ⅱ 1μg 的混合溶液，即得。

三、色谱条件

方法	HPLC	UHPLC	UPLC
仪器	ACQUITY Arc Path 1	ACQUITY UPLC H-Class Bio	ACQUITY UPLC H-Class Bio
仪器配置	QSM-R，FTN-R，UV/Vis，柱温箱	QSM，FTN，TUV，柱温箱	QSM，FTN，TUV，柱温箱
色谱柱	XBridge C18 4.6×250mm，5μm	XBridge BEH C18 3.0×150mm，2.5μm	ACQUITY UPLC BEH C18，2.1×100mm，1.7μm
流动相	水(用磷酸调节 pH 值至 2.5)–乙腈(30:70)		
波长	286nm		
柱温	35℃		

四、分析色谱图

HPLC 谱图：

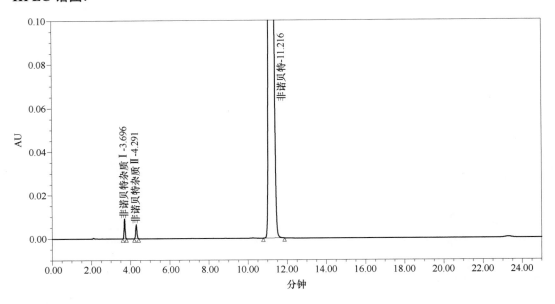

UHPLC 谱图：

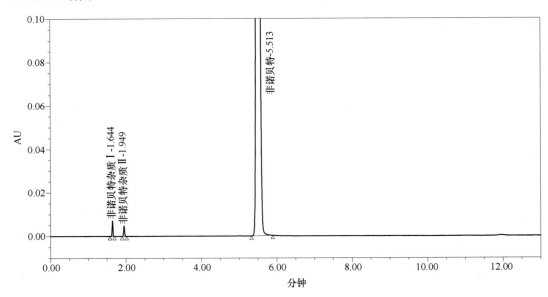

UPLC 谱图：

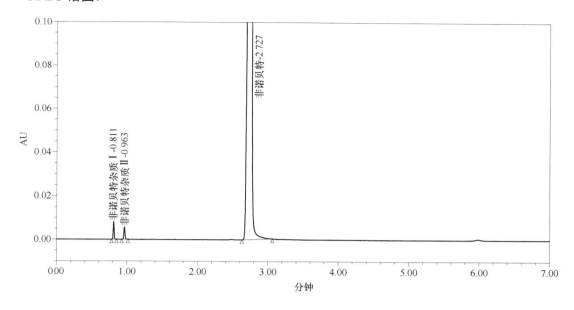

五、结果分析

方法	进样量 （μL）	流速 （mL/min）	峰宽 （s）	杂质Ⅱ与 杂质Ⅰ的 分离度	非诺贝特 拖尾因子	非诺贝特 塔板数	运行时长 （min）	溶剂用量 （mL）
HPLC	10	1.0	64.40	5.50	1.04	22040	23	23
UHPLC	2	0.6	33.75	7.11	1.05	28922	17	10.2
UPLC	1	0.4	26.05	5.68	1.04	23823	8	3.2

杂质信息：

杂质Ⅰ	杂质Ⅱ
$C_{13}H_9ClO_2$　232.66	$C_{17}H_{15}ClO_4$　318.75
4′–氯–4–羟基二苯甲酮	2–[4–（4–氯苯甲酰基）–苯氧基]–2–甲基丙酸

非那雄胺

Finasteride

$C_{23}H_{36}N_2O_2$　372.55　［98319-26-7］

N–叔丁基–3–氧代–4–氮杂–5α–雄甾–1–稀–17β–甲酰胺

一、性状

本品为白色或类白色结晶性粉末；无臭。

本品在甲醇、乙醇中易溶，在乙腈、乙酸乙酯中略溶，在水中几乎不溶；在冰醋酸中易溶。

二、溶液的配制

分别称取非那雄胺对照品与杂质 I 对照品适量，加流动相溶解并稀释制成每 1mL 中约含非那雄胺 0.1mg 与杂质 I 0.01mg 的混合溶液，即得。

三、色谱条件

方法	HPLC	UHPLC	UPLC
仪器	ACQUITY Arc Path 1	ACQUITY UPLC H-Class Bio	ACQUITY UPLC H-Class Bio
仪器配置	QSM-R，FTN-R，UV/Vis，柱温箱	QSM，FTN，TUV，柱温箱	QSM，FTN，TUV，柱温箱
色谱柱	XBridge Shield RP18 4.6×250mm，5μm	XBridge BEH Shield RP18 3.0×150mm，2.5μm	ACQUITY UPLC BEH Shield RP18，2.1×100mm，1.7μm
流动相	乙腈–水(50:50)		
波长	210nm		
柱温	30℃		

四、分析色谱图

HPLC 谱图：

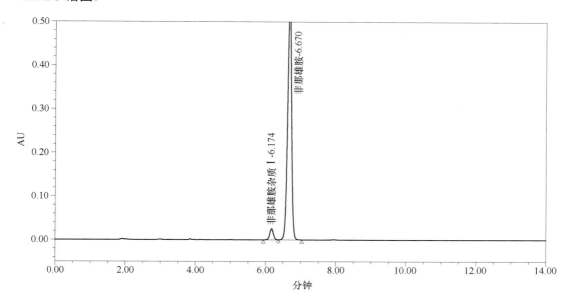

UHPLC 谱图：

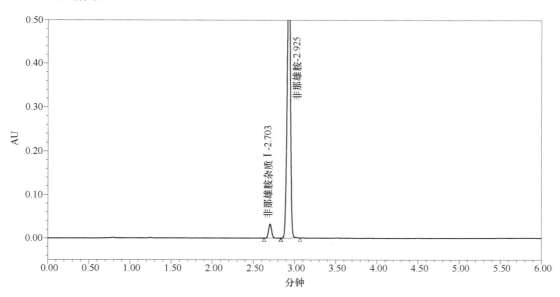

UPLC 谱图：

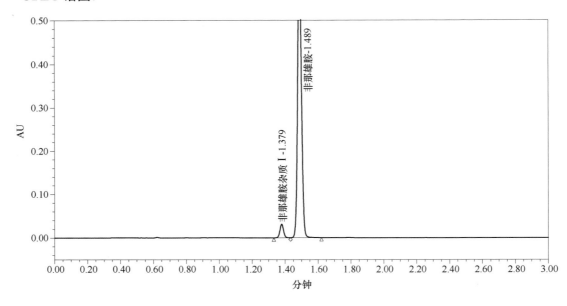

五、结果分析

方法	进样量 （μL）	流速 （mL/min）	峰宽 （s）	非那雄胺 与杂质 I 的分离度	非那雄胺 拖尾因子	非那雄胺 塔板数	运行时长 （min）	溶剂用量 （mL）
HPLC	20	1.0	25.80	2.56	1.01	17451	14	14.0
UHPLC	5	0.6	13.85	3.23	1.02	26900	6	3.6
UPLC	2	0.4	11.30	2.67	1.03	19397	3	1.2

杂质信息：

杂质 I

$C_{23}H_{38}N_2O_2$　374.57

N–叔丁基–3–氧代–4–氮杂–5*α*–雄甾烷–17*β*–甲酰胺

富马酸喹硫平

Quetiapine Fumarate

$$C_{21}H_{25}N_3O_2S \cdot \frac{1}{2} C_4H_4O_4 \quad 441.54 \quad [111974-72-2]$$

11-[4-[2-(2-羟基乙氧基)乙基]-1-哌嗪基]二苯并[b,f][1,4]硫氮杂䓬半富马酸盐

一、性状

本品为白色至微黄色结晶性粉末；无臭。

本品在水或乙醇中极微溶解，在冰醋酸中溶解。

二、溶液的配制

称取富马酸喹硫平对照品适量(约相当于喹硫平50mg)，置100mL量瓶中，加流动相适量，超声使溶解，用流动相稀释至刻度，摇匀，即得。

三、色谱条件

方法	HPLC	UHPLC	UPLC
仪器	ACQUITY Arc Path 1	ACQUITY UPLC H-Class Bio	ACQUITY UPLC H-Class Bio
仪器配置	QSM-R，FTN-R，UV/Vis，柱温箱	QSM，FTN，TUV，柱温箱	QSM，FTN，TUV，柱温箱
色谱柱	XBridge C18 4.6×250mm，5μm	XBridge BEH C18 3.0×150mm，2.5μm	ACQUITY UPLC BEH C18， 2.1×100mm，1.7μm
流动相	甲醇-水-三乙胺(670:330:4)(用磷酸调节 pH 值至 6.8)		
波长	289nm		
柱温	40℃		

四、分析色谱图

HPLC 谱图：

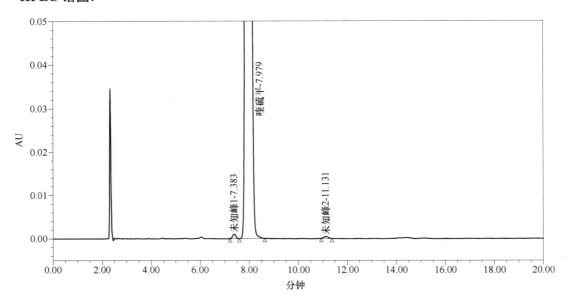

UHPLC 谱图：

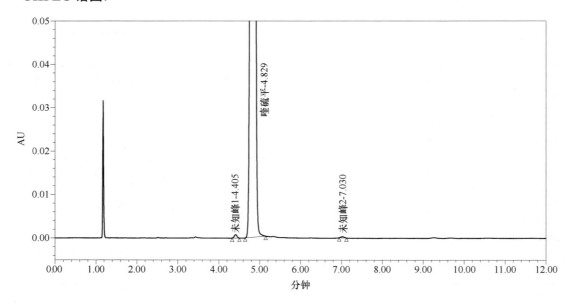

UPLC 谱图：

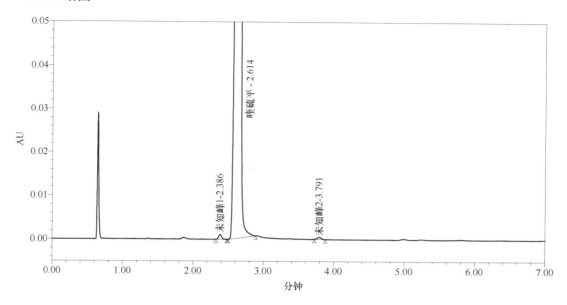

五、结果分析

方法	进样量 （μL）	流速 （mL/min）	峰宽 （s）	喹硫平与 相邻杂质 的分离度	喹硫平拖 尾因子	喹硫平 塔板数	运行时长 （min）	溶剂用量 （mL）
HPLC	20	1	62.35	2.33	1.02	13825	20	20
UHPLC	5	0.5	30.15	3.22	1.05	19332	12	6
UPLC	2	0.3	23.55	2.80	1.07	14739	7	2.1

氟　康　唑
Fluconazole

C$_{13}$H$_{12}$F$_2$N$_6$O　306.28　［86386–73–4］

α–(2,4–二氟苯基)–α–(1H–1,2,4–三唑–1–基甲基)–1H–1,2,4–三唑–1–基乙醇

一、性状

本品为白色或类白色结晶或结晶性粉末；无臭或微带特异臭。

本品在甲醇中易溶，在乙醇中溶解，在二氯甲烷、水或醋酸中微溶，在乙醚中不溶。

二、溶液的配制

分别称取氟康唑对照品与杂质Ⅰ对照品适量，加流动相溶解并稀释制成每 1mL 中约含 1mg 与 0.1mg 的混合溶液，即得。

三、色谱条件

方法	HPLC	UHPLC	UPLC
仪器	ACQUITY Arc Path 1	ACQUITY UPLC H-Class Bio	ACQUITY UPLC H-Class Bio
仪器配置	QSM-R，FTN-R，UV/Vis，柱温箱	QSM，FTN，TUV，柱温箱	QSM，FTN，TUV，柱温箱
色谱柱	XBridge C18 4.6×250mm，5μm	XBridge BEH C18 3.0×150mm，2.5μm	ACQUITY UPLC BEH C18， 2.1×100mm，1.7μm
流动相	乙腈–0.063%甲酸铵溶液(20:80)		
波长	260nm		
柱温	40℃		

四、分析色谱图

HPLC 谱图：

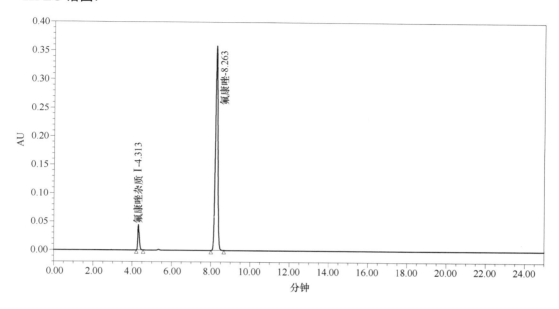

UHPLC 谱图：

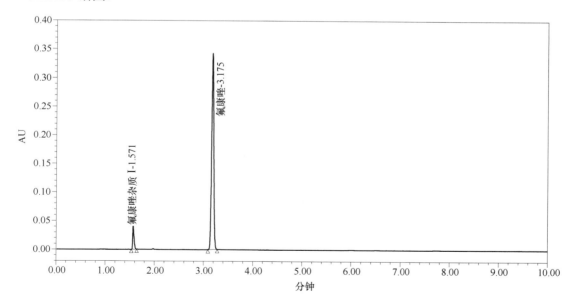

UPLC 谱图:

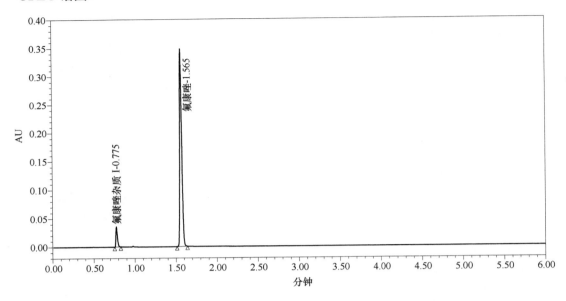

五、结果分析

方法	进样量 (μL)	流速 (mL/min)	峰宽 (s)	氟康唑与 杂质 I 的 分离度	氟康唑拖 尾因子	氟康唑 塔板数	运行时长 (min)	溶剂用量 (mL)
HPLC	20	1	39.35	21.92	1.12	21205	25	25
UHPLC	5	0.6	11.35	24.76	1.18	24913	10	6
UPLC	2	0.4	7.55	20.35	1.22	18187	6	2.4

杂质信息：

杂质 I

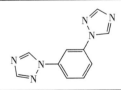

$C_{10}H_8N_6$ 212.08

1,3−二（1*H*−1,2,4−三氮唑−1−基）苯

茴 拉 西 坦

Aniracetam

C$_{12}$H$_{13}$NO$_3$ 219.24 ［72432-10-1］

1-(4-甲氧基苯甲酰基)-2-吡咯烷酮

一、性状

本品为白色或类白色结晶性粉末；无臭。

本品在三氯甲烷中易溶，在丙酮或乙酸乙酯中溶解，在无水乙醇中微溶，在水中不溶。

二、溶液的配制

称取茴拉西坦对照品约 50mg，置 50mL 比色管中，加甲醇 5mL，置 70℃水浴中加热 1 小时，放冷，再用流动相稀释制成每 1mL 中约含 1mg 的溶液，即得。

三、色谱条件

方法	HPLC	UHPLC	UPLC
仪器	ACQUITY Arc Path 1	ACQUITY UPLC H-Class Bio	ACQUITY UPLC H-Class Bio
仪器配置	QSM-R，FTN-R，UV/Vis，柱温箱	QSM，FTN，TUV，柱温箱	QSM，FTN，TUV，柱温箱
色谱柱	XBridge C18 4.6×250mm，5μm	XBridge BEH C18 3.0×150mm，2.5μm	ACQUITY UPLC BEH C18，2.1×100mm，1.7μm
流动相	乙腈-水(35:65)		
波长	254nm		
柱温	35℃		

四、分析色谱图

HPLC 谱图：

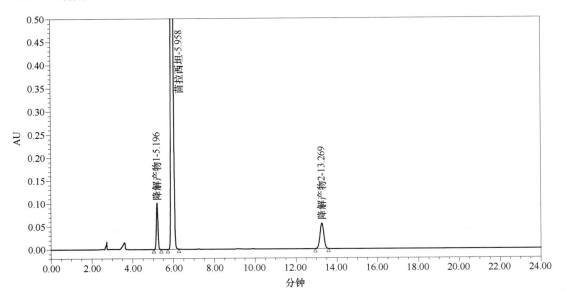

UHPLC 谱图：

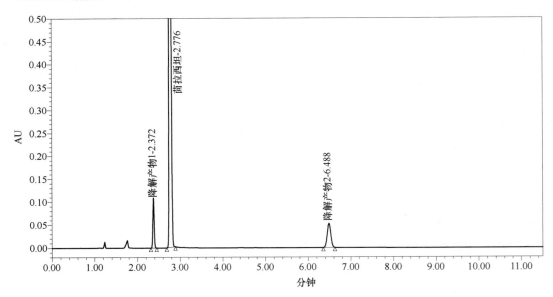

UPLC 谱图:

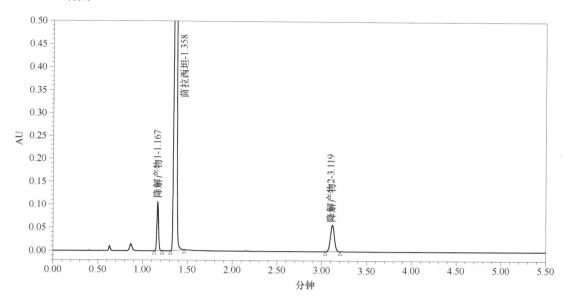

五、结果分析

方法	进样量 （μL）	流速 （mL/min）	峰宽 （s）	茚拉西坦 与降解产 物峰的分 离度	茚拉西坦 拖尾因子	茚拉西坦 塔板数	运行时长 （min）	溶剂用量 （mL）
HPLC	10	1	32.70	5.05	1.03	22224	24	24
UHPLC	2.5	0.6	12.20	6.56	1.05	28712	11.5	6.9
UPLC	1	0.4	9.25	5.30	1.07	20212	5.5	2.2

丙酸交沙霉素

Josamycin Propionate

$C_{45}H_{73}NO_{16}$ 884.06 [83310-75-2]

(4R,5S,6S,7R,9R,10R,11E,13E,16R)-4-(乙酰氧基)-5-甲氧基-6[[3,6-二脱氧-4-O-[2,6-二脱氧-3-C-甲基-4-O-(3-甲基丁酰基)-α-L-核-己吡喃糖基]-3-(二甲氨基)-β-D-吡喃葡萄糖基]氧基]-10-羟基-9,16-二甲基-2-氧代氧杂环十六烷-11,13-二烯-7-乙醛的立体异构体的丙酸酯[即吉他霉素(柱晶白霉素)A₃丙酸酯]

一、性状

本品为白色至淡黄色结晶性粉末，略有引湿性。

本品在甲醇或乙醇中易溶，在乙醚中微溶，在水中几乎不溶。

二、溶液的配制

称取丙酸交沙霉素标准品约 5mg，加甲醇 10mL 和稀磷酸 40μL 溶解后，放置 5 分钟，即得。

三、色谱条件

方法	HPLC	UHPLC	UPLC
仪器	ACQUITY Arc Path 1	ACQUITY UPLC H-Class Bio	ACQUITY UPLC H-Class Bio
仪器配置	QSM-R，FTN-R，UV/Vis，柱温箱	QSM，FTN，TUV，柱温箱	QSM，FTN，TUV，柱温箱
色谱柱	XSelect CSH C18 4.6×250mm，5μm	XSelect CSH C18 3.0×150mm，2.5μm	ACQUITY UPLC CSH C18，2.1×100mm，1.7μm
流动相	磷酸盐缓冲液(取 0.05mol/L 磷酸二氢钾溶液 10mL 与 0.05mol/L 磷酸氢二钾 40mL，混匀，调节 pH 值至 7.5)-甲醇(22:78)		
波长	231nm		
柱温	40℃		

四、分析色谱图

HPLC 谱图：

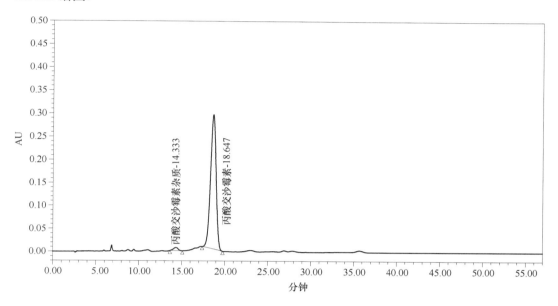

UHPLC 谱图：

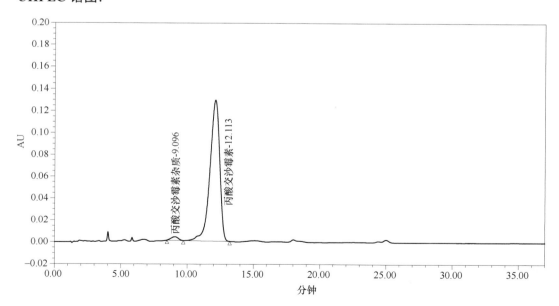

UPLC 谱图：

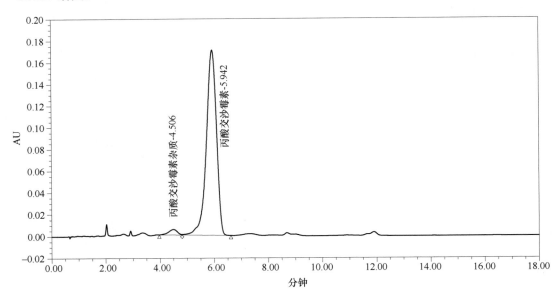

五、结果分析

方法	进样量 （μL）	流速 （mL/min）	峰宽 （s）	丙酸交沙霉素与相邻杂质的分离度	丙酸交沙霉素拖尾因子	丙酸交沙霉素塔板数	运行时长 （min）	溶剂用量 （mL）
HPLC	10	1	142.20	3.84	0.96	3909	57	57
UHPLC	2.5	0.5	209.9	2.58	0.84	1330	37	18.5
UPLC	1	0.4	107.85	2.28	0.82	1241	18	7.2

　　备注：原流动相为磷酸盐缓冲液（取 0.05mol/L 磷酸二氢钾溶液 10mL 与 0.05mol/L 磷酸氢二钾 40mL，混匀，调节 pH 值至 7.5）-甲醇（18:82），主峰与杂质间的分离度小于 2.0，因此将流动相比例调整为 22:78。

茶 苯 海 明

Dimenhydrinate

C$_{24}$H$_{28}$ClN$_5$O$_3$ 469.97 [523-87-5]

1,3-二甲基-8-氯-3,7-二氢-1H-嘌呤-2,6-二酮和 N, N-二甲基-2-(二苯基甲氧基)乙胺(1:1)

一、性状

本品为白色结晶性粉末；无臭。

本品在乙醇或三氯甲烷中易溶，在水或乙醚中微溶。

二、溶液的配制

分别称取茶碱对照品与茶苯海明对照品，加流动相溶解并稀释制成每 1mL 中各约含 20μg 的混合溶液，即得。

三、色谱条件

方法	HPLC	UHPLC	UPLC
仪器	ACQUITY Arc Path 1	ACQUITY UPLC H-Class Bio	ACQUITY UPLC H-Class Bio
仪器配置	QSM-R，FTN-R，UV/Vis，柱温箱	QSM，FTN，TUV，柱温箱	QSM，FTN，TUV，柱温箱
色谱柱	XBridge C18 4.6×250mm，5μm	XBridge BEH C18 3.0×150mm，2.5μm	ACQUITY UPLC BEH C18, 2.1×100mm，1.7μm
流动相	甲醇-三乙胺缓冲液（1:1）		
波长	225nm		
柱温	35℃		

四、分析色谱图

HPLC 谱图：

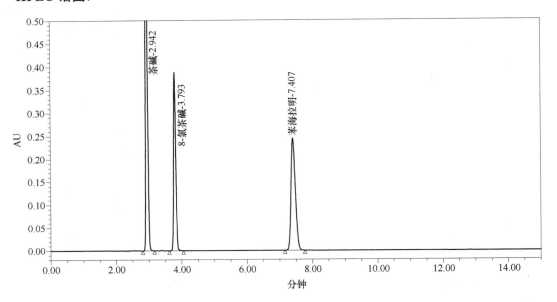

UHPLC 谱图：

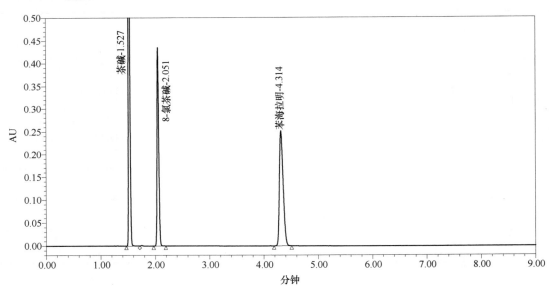

UPLC 谱图：

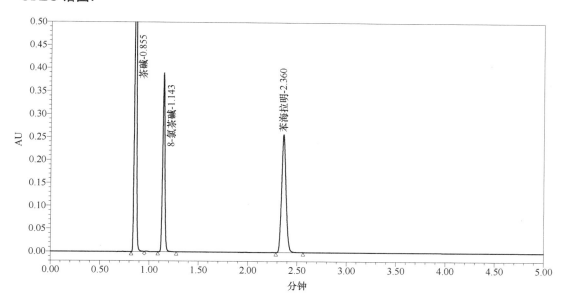

五、结果分析

方法	进样量 （μL）	流速 （mL/min）	峰宽 （s）	茶碱与8− 氯茶碱的 分离度	苯海拉明 拖尾因子	苯海拉明 塔板数	运行时长 （min）	溶剂用量 （mL）
HPLC	10	1	36.60	7.96	1.20	14426	15	15
UHPLC	2.5	0.5	19.45	10.63	1.33	18205	9	4.5
UPLC	1	0.3	16.45	7.71	1.20	13116	5	1.5

硝酸甘油溶液

Nitroglycerin Solution

C₃H₅N₃O₉   227.09

硝酸甘油的无水乙醇溶液

一、性状

本品为无色的澄清液体；有乙醇的特臭。

二、溶液的配制

称取硝酸甘油对照品适量，加 0.1mol/L 盐酸溶液溶解并稀释制成每 1mL 中约含 0.5mg 的溶液，置水浴中加热 10 分钟，放冷，用 0.1mol/L 氢氧化钠溶液调节 pH 值至中性，即得。

三、色谱条件

方法	HPLC	UHPLC	UPLC
仪器	ACQUITY Arc Path 1	ACQUITY UPLC H-Class Bio	ACQUITY UPLC H-Class Bio
仪器配置	QSM-R，FTN-R，UV/Vis，柱温箱	QSM，FTN，TUV，柱温箱	QSM，FTN，TUV，柱温箱
色谱柱	XSelect HSS T3 4.6×250mm，5μm	XSelect HSS T3 3.0×150mm，2.5μm	ACQUITY UPLC HSS T3，2.1×100mm，1.8μm
流动相	乙腈–水 (50:50)		
波长	215nm		
柱温	35℃		

四、分析色谱图

HPLC 谱图：

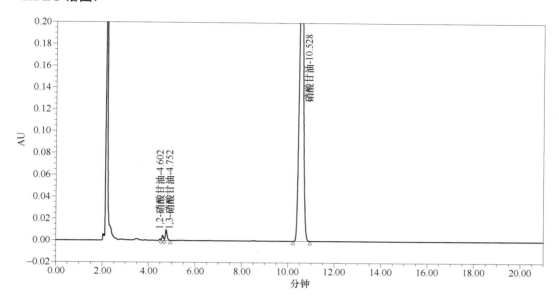

UHPLC 谱图：

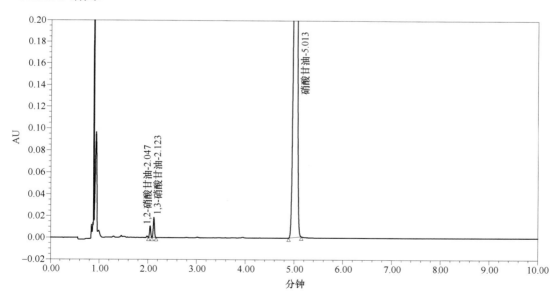

UPLC 谱图：

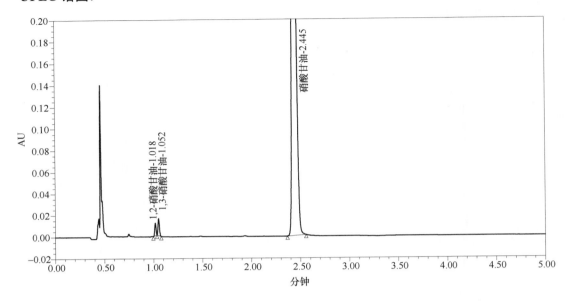

五、结果分析

方法	进样量 （μL）	流速 （mL/min）	峰宽 （s）	降解杂质 间的分离 度	硝酸甘油 拖尾因子	硝酸甘油 塔板数	运行时长 （min）	溶剂用量 （mL）
HPLC	20	1	43.50	1.17	1.18	18945	21	21
UHPLC	5	0.6	15.55	1.69	1.01	28602	10	6
UPLC	2	0.4	11.35	1.29	1.05	21965	5	2

杂质信息：

1,2-二硝酸甘油	1,3-二硝酸甘油
$C_3H_6N_2O_7$ 182.09	$C_3H_6N_2O_7$ 182.09

双 环 醇

Bicyclol

C$_{19}$H$_{18}$O$_9$ 390.34 [118159-48-1]

4,4'-二甲氧基-5,6,5',6'-双(亚甲二氧基)-2'-羟甲基联苯-2-甲酸甲酯

一、性状

本品为白色或类白色结晶性粉末；无臭。

本品在三氯甲烷或丙酮中易溶，在乙腈中溶解，在乙酸乙酯中略溶，在乙醇中微溶，在水中几乎不溶。

二、溶液的配制

称取联苯双酯(杂质Ⅰ)对照品约 1mg 与甲醚化双环醇(杂质Ⅱ)对照品约 3mg，加乙腈溶解并稀释制成每 1mL 中约含杂质Ⅰ 100μg 与杂质Ⅱ 300μg 的混合溶液，另称取双环醇对照品约 10mg，加适量乙腈溶解后，加入上述混合溶液 0.1mL，再加乙腈稀释至 10mL，即得。

三、色谱条件

方法	HPLC	UHPLC	UPLC
仪器	ACQUITY Arc Path 1	ACQUITY UPLC H-Class Bio	ACQUITY UPLC H-Class Bio
仪器配置	QSM-R，FTN-R，UV/Vis，柱温箱	QSM，FTN，TUV，柱温箱	QSM，FTN，TUV，柱温箱
色谱柱	XSelect HSS C18 4.6×250mm，5μm	XSelect HSS C18 3.0×150mm，2.5μm	XSelect HSS C18 2.1×100mm，1.8μm
流动相	乙腈-水-醋酸(55:45:0.1)		
波长	228nm		
柱温	40℃		

四、分析色谱图

HPLC 谱图：

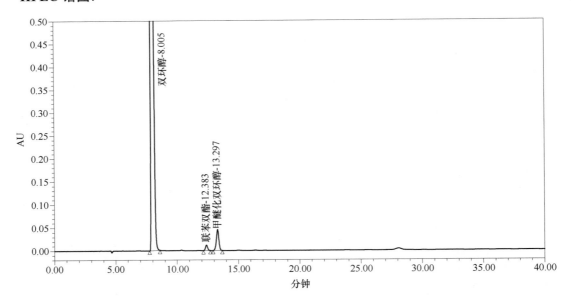

UHPLC 谱图：

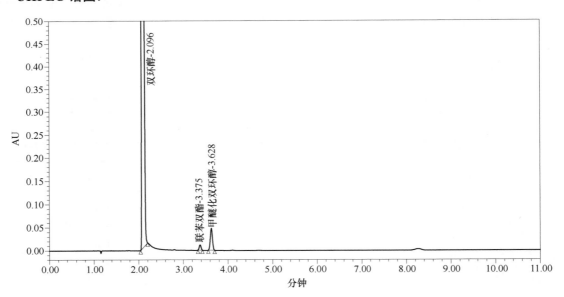

UPLC 谱图：

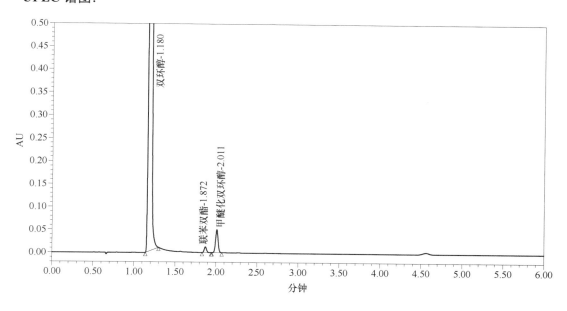

五、结果分析

方法	进样量（μL）	流速（mL/min）	峰宽（s）	双环醇与杂质Ⅰ的分离度	双环醇拖尾因子	双环醇塔板数	运行时长（min）	溶剂用量（mL）
HPLC	10	1	50.00	12.53	1.21	13646	40	40
UHPLC	2.5	0.5	9.35	14.70	1.36	14981	11	5.5
UPLC	1	0.3	9.50	11.89	1.34	9676	6	1.8

杂质信息：

杂质Ⅰ（联苯双酯）	杂质Ⅱ（甲醚化双环醇）
$C_{20}H_{18}O_{10}$　418.36	$C_{20}H_{20}O_9$　404.37
4,4′-二甲氧基-5,6,5′,6′-双（亚甲二氧基）-2,2′-联苯二甲酸二甲酯	4,4′-二甲氧基-5,6,5′,6′-双（亚甲二氧基）-2′-甲氧亚甲基联苯-2-甲酸甲酯

双 嘧 达 莫

Dipyridamole

$C_{24}H_{40}N_8O_4$　504.63　[58-32-2]

2,2',2'',2'''-[(4,8-二哌啶基嘧啶并[5,4-d]嘧啶-2,6-二基)双次氮基]-四乙醇

一、性状

本品为黄色结晶性粉末；无臭。

本品在三氯甲烷中易溶，在乙醇中溶解，在丙酮中微溶，在水中几乎不溶；在稀酸中易溶。

二、溶液的配制

称取双嘧达莫对照品适量，加75%甲醇溶解并稀释制成每1mL中约含1.0mg的溶液，即得。

三、色谱条件

方法	HPLC	UHPLC	UPLC
仪器	ACQUITY Arc Path 1	ACQUITY UPLC H-Class Bio	ACQUITY UPLC H-Class Bio
仪器配置	QSM-R，FTN-R，UV/Vis，柱温箱	QSM，FTN，TUV，柱温箱	QSM，FTN，TUV，柱温箱
色谱柱	XSelect HSS C18 4.6×250mm，5μm	XSelect HSS C18 3.0×150mm，2.5μm	XSelect HSS C18 2.1×100mm，1.8μm
流动相	磷酸氢二钠溶液[取磷酸氢二钠250mg，加水250mL，溶解后，滴加磷酸溶液(1→3)调节pH值至4.6]-甲醇(25:75)		
波长	288nm		
柱温	35℃		

四、分析色谱图

HPLC 谱图：

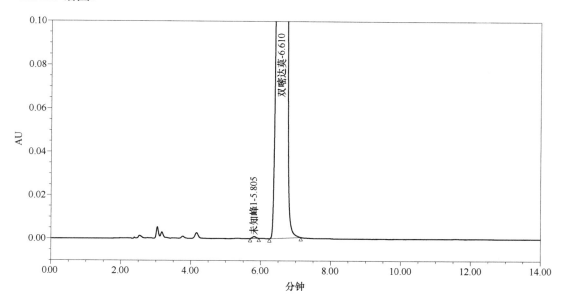

UHPLC 谱图：

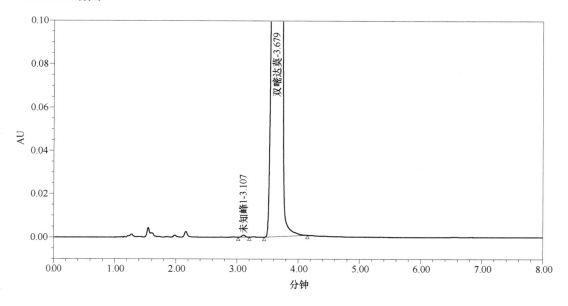

UPLC 谱图：

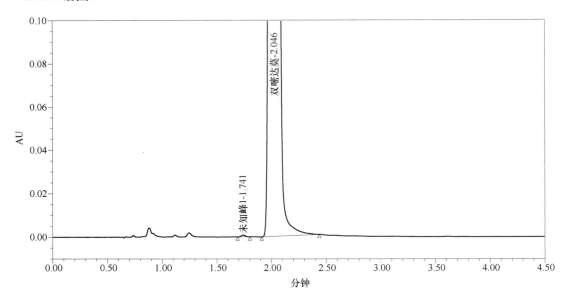

五、结果分析

方法	进样量 （μL）	流速 （mL/min）	峰宽 （s）	双嘧达莫 与相邻杂 质的 分离度	双嘧达莫 拖尾因子	双嘧达莫 塔板数	运行时长 （min）	溶剂用量 （mL）
HPLC	10	1	53.90	2.90	0.84	7511	14	14
UHPLC	2.5	0.5	42.30	3.83	0.75	7402	8	4
UPLC	1	0.3	31.50	3.24	0.78	6032	4.5	1.4

拉 米 夫 定

Lamivudine

C₈H₁₁N₃O₃S 229.26 ［134678-17-4］

$C_8H_{11}N_3O_3S$ 229.26 ［134678-17-4］

(−)-1-［(2R,5S)-2-(羟甲基)-1,3-氧硫杂环戊烷-5-基]胞嘧啶

一、性状

本品为白色或类白色结晶性粉末。

本品在水中溶解，在甲醇中略溶。

二、溶液的配制

分别称取胞嘧啶对照品和尿嘧啶对照品适量，加流动相溶解并稀释制成每1mL中各含约10μg的溶液，作为溶液Ⅰ。另称取拉米夫定分离度混合物B对照品(包含拉米夫定与杂质Ⅱ)约5mg，置10mL量瓶中，加流动相2mL，振摇使溶解，再加入溶液Ⅰ1mL，用流动相稀释至刻度，摇匀，即得。

三、色谱条件

方法	HPLC	UHPLC	UPLC
仪器	ACQUITY Arc Path 1	ACQUITY UPLC H-Class Bio	ACQUITY UPLC H-Class Bio
仪器配置	QSM-R，FTN-R，UV/Vis，柱温箱	QSM，FTN，TUV，柱温箱	QSM，FTN，TUV，柱温箱
色谱柱	XBridge C18 4.6×250mm，5μm	XBridge BEH C18 3.0×150mm，2.5μm	XBridge BEH C18 2.1×100mm，1.7μm
流动相	0.025mol/L 醋酸铵溶液(取醋酸铵1.9g，加水900mL使溶解，用冰醋酸调节pH值至3.8，用水稀释至1000mL)-甲醇(95:5)		
波长	277nm		
柱温	35℃		

四、分析色谱图

HPLC 谱图：

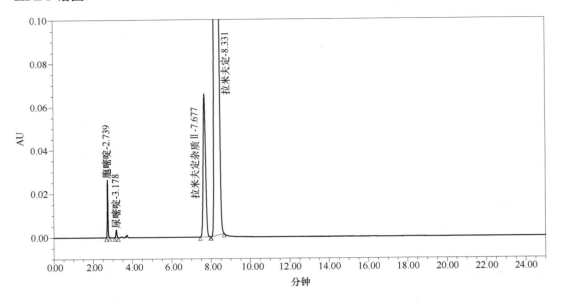

UHPLC 谱图：

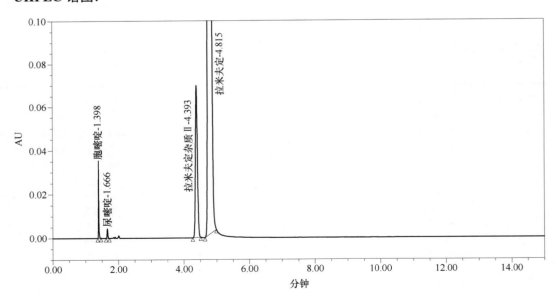

UPLC 谱图：

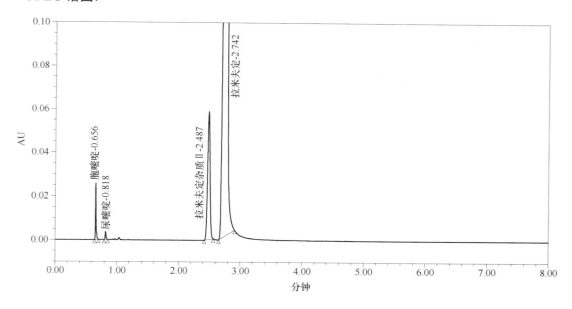

五、结果分析

方法	进样量 (μL)	流速 (mL/min)	峰宽 (s)	R_1	R_2	R_3	拉米 夫定 拖尾 因子	拉米 夫定 塔板数	运行时 长(min)	溶剂 用量 (mL)
HPLC	10	1	39.50	5.63	28.00	2.78	0.92	18534	25	25
UHPLC	2.5	0.5	20.75	8.29	35.71	3.67	0.91	25101	15	7.5
UPLC	1	0.35	15.35	7.52	33.52	3.42	1.01	19684	8	2.8

注：R_1 为尿嘧啶与胞嘧啶间的分离度；R_2 为杂质Ⅱ与尿嘧啶间的分离度；R_3 为拉米夫定与杂质Ⅱ间的分离度。

杂质信息：

胞嘧啶（Cytosine）	尿嘧啶（Uracil）	杂质Ⅱ［拉米夫定非对映异构体， O–反式拉米夫定］
$C_4H_5N_3O$　111.10	$C_4H_4N_2O_2$　112.09	$C_8H_{11}N_3O_3S$　229.26
		4–氨基–1–［(2RS,5RS)–2–羟甲基–1,3– 氧硫杂环戊烷–5–基］嘧啶–2(1H)–酮

备注：

UPLC 筛选过的色谱柱包括 BEH C18/HSS T3/BEH Shield RP18/HSS C18，发现 HSS T3/ BEH Shield RP18 存在尿嘧啶裂峰的问题，如下图：

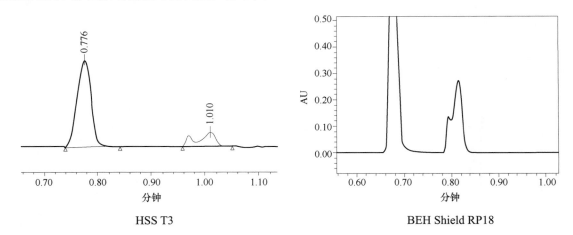

HSS T3   BEH Shield RP18

BEH C18/HSS C18 均不存在上述问题，但是 BEH C18 的效果更佳。

枸橼酸托瑞米芬

Toremifene Citrate

C26H28ClNO · C6H8O7   598.10   [89778-27-8]
2-[4-[(Z)-4-氯-1,2-二苯基-1-丁烯基]苯氧基]-N,N-二甲基乙胺枸橼酸盐

一、性状

本品为白色或类白色结晶性粉末;无臭。

本品在甲醇或乙醇中微溶,在丙酮中极微溶解,在水中几乎不溶;在冰醋酸中易溶。

二、溶液的配制

称取枸橼酸托瑞米芬对照品适量,加流动相溶解并稀释制成每 1mL 中约含 1.0mg 的溶液,即得。

三、色谱条件

方法	HPLC	UHPLC	UPLC
仪器	ACQUITY Arc Path 1	ACQUITY UPLC H-Class Bio	ACQUITY UPLC H-Class Bio
仪器配置	QSM-R,FTN-R,UV/Vis,柱温箱	QSM,FTN,TUV,柱温箱	QSM,FTN,TUV,柱温箱
色谱柱	XBridge C18 4.6×250mm,5μm	XBridge BEH C18 3.0×150mm,2.5μm	ACQUITY UPLC BEH C18,2.1×100mm,1.7μm
流动相	甲醇-水-三乙胺(930:69:1)		
波长	240nm		
柱温	35℃		

四、分析色谱图

HPLC 谱图：

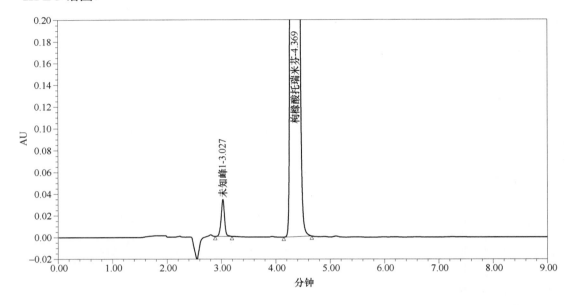

UHPLC 谱图：

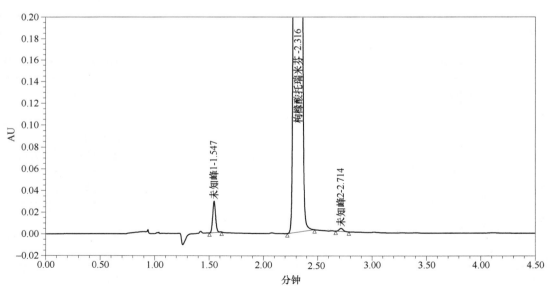

UPLC 谱图：

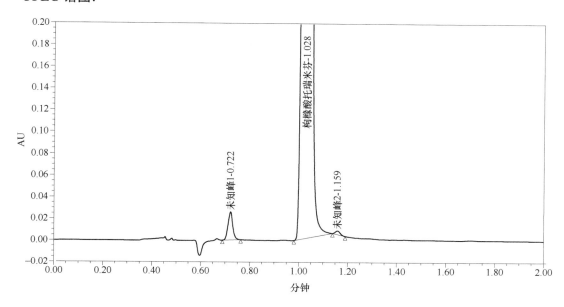

五、结果分析

方法	进样量 （μL）	流速 （mL/min）	峰宽 （s）	相邻杂质 与托瑞米 芬分离度	托瑞米芬 拖尾因子	托瑞米芬 塔板数	运行时长 （min）	溶剂用量 （mL）
HPLC	20.0	1.0	30.80	/	0.91	11586	9	9
UHPLC	5.0	0.5	15.10	4.72	1.00	15293	4.5	2.3
UPLC	2.0	0.35	9.45	2.81	1.00	9246	2	0.7

布 洛 芬

Ibuprofen

$$C_{13}H_{18}O_2 \quad 206.28 \quad [15687-27-1]$$

α-甲基-4-(2-甲基丙基)苯乙酸

一、性状

本品为白色结晶性粉末；稍有特异臭。

本品在乙醇、丙酮、三氯甲烷或乙醚中易溶，在水中几乎不溶；在氢氧化钠或碳酸钠试液中易溶。

二、溶液的配制

称取布洛芬对照品约 5mg，加 60%乙腈溶解并稀释至 10mL，摇匀，即得。

三、色谱条件

方法	HPLC	UHPLC	UPLC
仪器	ACQUITY Arc Path 1	ACQUITY UPLC H-Class Bio	ACQUITY UPLC H-Class Bio
仪器配置	QSM-R，FTN-R，UV/Vis，柱温箱	QSM，FTN，TUV，柱温箱	QSM，FTN，TUV，柱温箱
色谱柱	XSelect CSH C18 4.6×250mm，5μm	XSelect CSH C18 3.0×150mm，2.5μm	ACQUITY UPLC CSH C18，2.1×100mm，1.7μm
流动相	醋酸钠缓冲液(取醋酸钠 6.13g，加水 750mL 使溶解，用冰醋酸调节 pH 值至 2.5)-乙腈(40:60)		
波长	263nm		
柱温	35℃		

四、分析色谱图

HPLC 谱图：

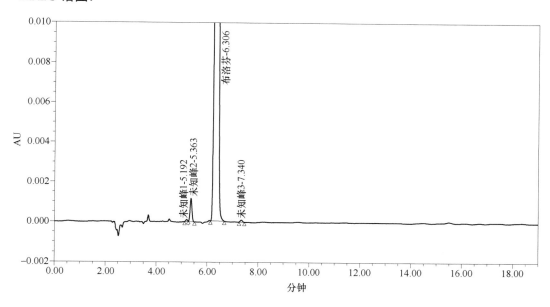

UHPLC 谱图：

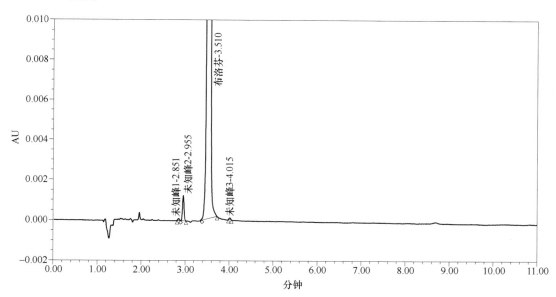

UPLC 谱图：

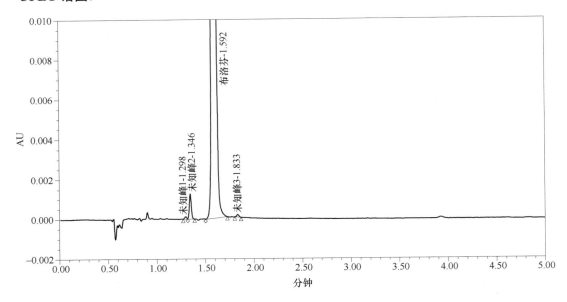

五、结果分析

方法	进样量 （μL）	流速 （mL/min）	峰宽 （s）	布洛芬与 未知峰2的 分离度	布洛芬拖 尾因子	布洛芬 塔板数	运行时长 （min）	溶剂用量 （mL）
HPLC	20	1.0	32.60	6.36	1.26	23343	19	19
UHPLC	5	0.5	20.30	7.48	1.34	27876	11	5.5
UPLC	2	0.35	13.45	6.07	1.31	19889	5	1.8

罗 红 霉 素

Roxithromycin

C$_{41}$H$_{76}$N$_2$O$_{15}$　837.03　〔80214-83-1〕

9-[O-[(2-甲氧基乙氧基)甲基]肟]红霉素

一、性状

本品为白色或类白色结晶性粉末；无臭；略有引湿性。

本品在乙醇或丙酮中易溶，在甲醇中溶解，在乙腈中略溶，在水中几乎不溶。

二、溶液的配制

分别称取罗红霉素对照品和红霉素标准品适量，加流动相溶解并稀释制成每 1mL 中各约含 1mg 的混合溶液，即得。

三、色谱条件

方法	HPLC	UHPLC	UPLC
仪器	ACQUITY Arc Path 1	ACQUITY UPLC H-Class Bio	ACQUITY UPLC H-Class Bio
仪器配置	QSM-R，FTN-R，UV/Vis，柱温箱	QSM，FTN，TUV，柱温箱	QSM，FTN，TUV，柱温箱
色谱柱	XBridge C18 4.6×250mm，5μm	XBridge BEH C18 3.0×150mm，2.5μm	ACQUITY UPLC BEH C18，2.1×100mm，1.7μm
流动相	0.067mol/L 磷酸二氢铵溶液(用三乙胺调节 pH 值至 6.5)-乙腈(65:35)		
波长	210nm		
柱温	40℃		

四、分析色谱图

HPLC 谱图：

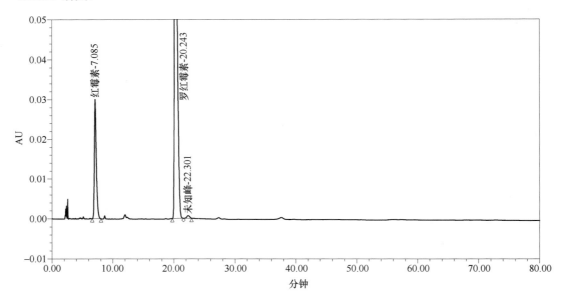

UHPLC 谱图：

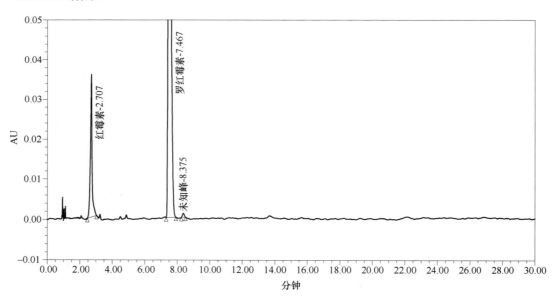

UPLC 谱图：

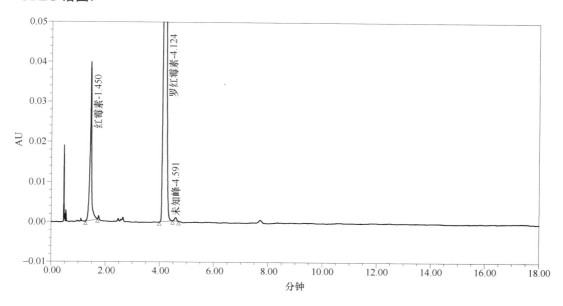

五、结果分析

方法	进样量 （μL）	流速 （mL/min）	峰宽 （s）	R_1	R_2	罗红霉素 拖尾因子	罗红霉素 塔板数	运行时长 （min）	溶剂用量 （mL）
HPLC	20	1.0	110.10	20.35	2.51	1.90	10329	80	80
UHPLC	5	0.6	36.00	20.29	3.42	2.04	8735	30	18
UPLC	2	0.4	29.45	21.16	2.88	2.05	7662	18	7.2

注：① R_1 为罗红霉素与红霉素的分离度；

② R_2 为相对保留时间为 1.1 的杂质与罗红霉素的分离度；

③ 供试品溶液中未检测到相对保留时间约为 0.95 处的杂质。

法 莫 替 丁

Famotidine

C$_8$H$_{15}$N$_7$O$_2$S$_3$ 337.45   [76824–35–6]

[1-氨基-3-[[[2-[(二氨基亚甲基)氨基]-4-噻唑基]甲基]硫基]亚丙基]硫酰胺

一、性状

本品为白色或类白色的结晶性粉末；遇光色变深。

本品在甲醇中微溶，在丙酮中极微溶解，在水或三氯甲烷中几乎不溶；在冰醋酸中易溶。

二、溶液的配制

称取法莫替丁对照品约 25mg，加乙腈 2mL、磷酸盐缓冲液(取磷酸二氢钠 13.6g，置 900mL 水中，用 1mol/L 氢氧化钠溶液调节 pH 值至 7.0±0.1，加水至 1000mL，混匀，取 930mL 与乙腈 70mL 混合，即得)2mL 使溶解，加 0.5mol/L 盐酸溶液 3mL，40℃水浴加热 5 分钟，加 0.5mol/L 氢氧化钠溶液 3mL，再加 1mol/L 氢氧化钠溶液 5mL，60℃水浴加热 5 分钟，加 1mol/L 盐酸溶液 5mL，用上述磷酸盐缓冲液稀释制成每 1mL 中约含 0.5mg 的溶液，即得。

三、色谱条件

方法	HPLC			UHPLC			UPLC		
仪器	ACQUITY Arc Path 1			ACQUITY Arc Path 2			ACQUITY UPLC H-Class Bio		
仪器配置	QSM-R，FTN-R，UV/Vis，柱温箱			QSM-R，FTN-R，UV/Vis，柱温箱			QSM，FTN，TUV，柱温箱		
色谱柱	XBridge C18 4.6×250mm，5μm			XBridge BEH C18 3.0×150mm，2.5μm			ACQUITY UPLC BEH C18，2.1×100mm，1.7μm		
流动相	醋酸盐缓冲液(取醋酸钠 13.6g，置 900mL 水中，用冰醋酸调节 pH 值至 6.0±1.0，加水至 1000mL)-乙腈(93:7)为流动相 A，以乙腈为流动相 B，进行梯度洗脱								
梯度洗脱程度	时间(min)	流动相A(%)	流动相B(%)	时间(min)	流动相A(%)	流动相B(%)	时间(min)	流动相A(%)	流动相B(%)
	0	100	0	0	100	0	0	100	0
	15	100	0	8	100	0	3.9	100	0
	42	52	48	22.8	52	48	12.3	52	48
	43	100	0	23.3	100	0	12.7	100	0
	48	100	0	27	100	0	15	100	0
波长	270nm								
柱温	35℃								

四、分析色谱图

HPLC 谱图：

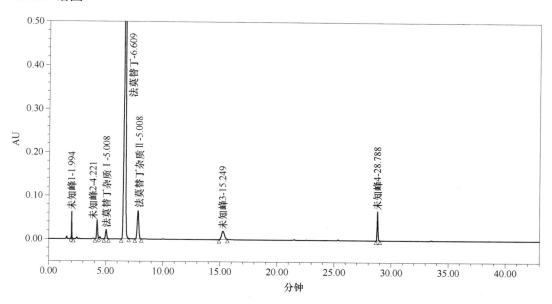

UHPLC 谱图：

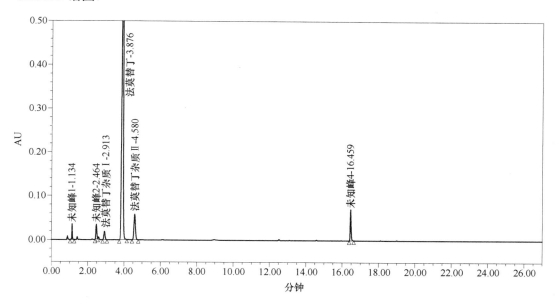

UPLC 谱图：

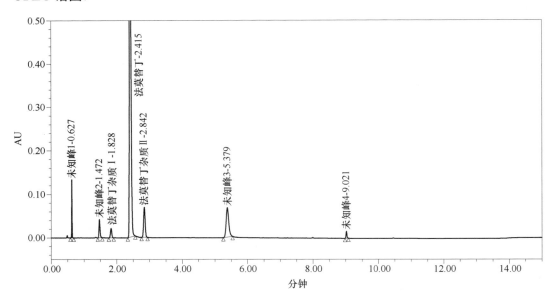

五、结果分析

方法	进样量（μL）	流速（mL/min）	峰宽（s）	R_1	R_2	法莫替丁拖尾因子	法莫替丁塔板数	运行时长（min）	溶剂用量（mL）
HPLC	20	1.5	39.20	7.45	5.00	1.12	13542	48	72
UHPLC	5	0.7	25.10	7.47	4.92	1.17	12915	27	18.9
UPLC	2	0.4	13.55	7.61	5.19	1.22	14939	15	6

注：① R_1 为法莫替丁与杂质 I 的分离度；

② R_2 为杂质 II 与法莫替丁的分离度；

③ UHPLC 中未检测到未知峰 3，可能是因为破坏溶液不稳定。

杂质信息：

杂质 I	杂质 II
$C_8H_{14}N_6O_3S_3$　338	$C_8H_{13}N_5OS_2$　259
N'-[3-[[[2-[(二氨基亚甲基)氨基]-4-噻唑基]甲基]硫基]丙酰基]硫酰胺	3-[[[2-[(二氨基亚甲基)氨基]-4-噻唑基]甲基]硫基]丙酰胺

氟尿嘧啶
Fluorouracil

C$_4$H$_3$FN$_2$O$_2$ 130.08   [51-21-8]

5-氟-2,4(1H,3H)-嘧啶二酮

一、性状

本品为白色或类白色的结晶或结晶性粉末。

本品在水中略溶，在乙醇中微溶，在三氯甲烷中几乎不溶；在稀盐酸或氢氧化钠溶液中溶解。

二、溶液的配制

称取氟尿嘧啶对照品适量，加流动相溶解并稀释制成每 1mL 中约含 0.1mg 的溶液，即得。

三、色谱条件

方法	HPLC	UHPLC	UPLC
仪器	ACQUITY Arc Path 1	ACQUITY UPLC H-Class Bio	ACQUITY UPLC H-Class Bio
仪器配置	QSM-R，FTN-R，UV/Vis，柱温箱	QSM，FTN，TUV，柱温箱	QSM，FTN，TUV，柱温箱
色谱柱	XSelect HSS T3 4.6×250mm，5μm	XSelect HSS T3 3.0×150mm，2.5μm	ACQUITY UPLC HSS T3，2.1×100mm，1.8μm
流动相	水(用 0.05mol/L 磷酸溶液调节 pH 值至 3.5)-甲醇(5:5)		
波长	265nm		
柱温	35℃		

四、分析色谱图

HPLC 谱图：

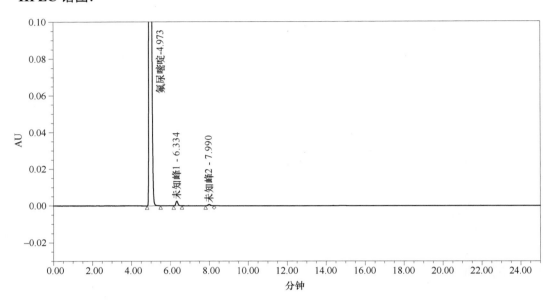

UHPLC 谱图：

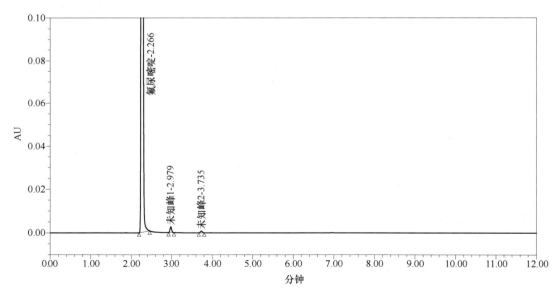

UPLC 谱图：

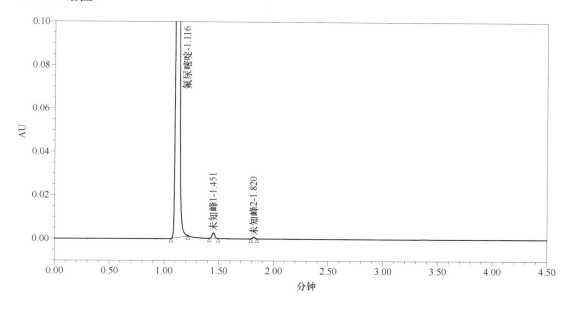

五、结果分析

方法	进样量 （μL）	流速 （mL/min）	峰宽 （s）	未知峰1与 氟尿嘧啶 间的 分离度	氟尿嘧啶 拖尾因子	氟尿嘧啶 塔板数	运行时长 （min）	溶剂用量 （mL）
HPLC	20	1.0	41.30	8.04	1.18	17412	25	25
UHPLC	5	0.6	15.40	11.04	1.06	26213	12	7.2
UPLC	2	0.4	9.35	8.38	1.14	15317	4.5	1.8

泮托拉唑钠

Pantoprazole Sodium

$C_{16}H_{14}F_2N_3NaO_4S \cdot H_2O$　　423.38　　[138786-67-1]

5-二氟甲氧基-2-[[(3,4-二甲氧基-2-吡啶基)甲基]亚磺酰基]-1*H*-苯并咪唑钠一水合物

一、性状

本品为白色或类白色结晶性粉末。

本品在水或甲醇中易溶，在三氯甲烷或乙醚中几乎不溶。

二、溶液的配制

称取泮托拉唑钠对照品约 8mg，置 10mL 量瓶中，加 0.3%过氧化氢溶液 1mL 使溶解，用溶剂[0.001mol/L 氢氧化钠溶液-乙腈(1:1)]稀释至刻度，摇匀，即得。

三、色谱条件

方法	HPLC			UHPLC			UPLC		
仪器	ACQUITY Arc Path 1			ACQUITY UPLC H-Class Bio			ACQUITY UPLC H-Class Bio		
仪器配置	QSM-R，FTN-R，UV/Vis，柱温箱			QSM，FTN，TUV，柱温箱			QSM，FTN，TUV，柱温箱		
色谱柱	XBridge C18 4.6×250mm，5μm			XBridge BEH C18 3.0×150mm，2.5μm			ACQUITY UPLC BEH C18，2.1×100mm，1.7μm		
流动相	0.01mol/L 磷酸氢二钾溶液(用磷酸调节 pH 值至 7.0)为流动相 A，以乙腈为流动相 B，进行梯度洗脱								
梯度洗脱程序	时间(min)	流动相A(%)	流动相B(%)	时间(min)	流动相A(%)	流动相B(%)	时间(min)	流动相A(%)	流动相B(%)
	0	90	10	0	90	10	0	90	10
	30	60	40	15.3	60	40	7.2	60	40
	45	15	85	23	15	85	10.7	15	85
	45.5	90	10	23.1	90	10	10.8	90	10
	55	90	10	27	90	10	13	90	10
波长	289 nm								
柱温	40℃								

四、分析色谱图

HPLC 谱图：

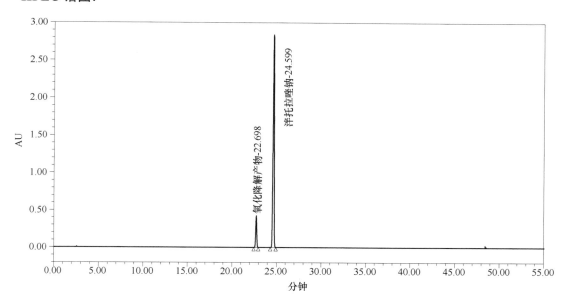

UHPLC 谱图：

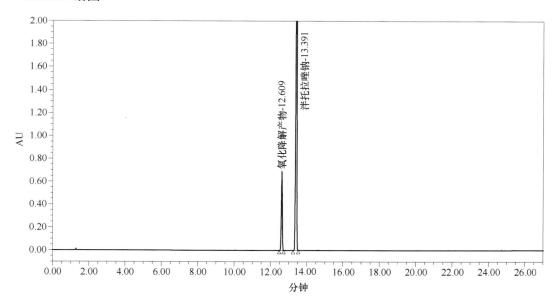

UPLC 谱图：

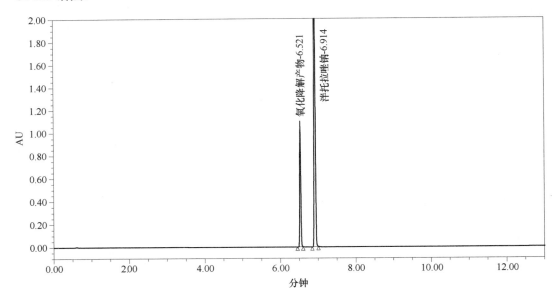

五、结果分析

方法	进样量 (μL)	流速 (mL/min)	峰宽 (s)	泮托拉唑钠与降解产物的分离度	泮托拉唑钠拖尾因子	泮托拉唑钠塔板数	运行时长 (min)	溶剂用量 (mL)
HPLC	20	1.0	37.10	7.99	0.95	182508	55	55
UHPLC	5	0.5	16.95	6.97	0.93	246761	27	13.5
UPLC	2	0.35	9.95	6.87	0.96	241297	13	4.6

苯 扎 贝 特

Bezafibrate

C₁₉H₂₀ClNO₄　361.82　[41859–67–0]

2-[4-[2-(4-氯苯甲酰胺基)乙基]苯氧基]-2-甲基丙酸

一、性状

本品为白色或类白色结晶或结晶性粉末，无臭。

本品在甲醇中溶解，在乙醇中略溶，在水中几乎不溶。

二、溶液的配制

称取苯扎贝特对照品与 N-(4-氯苯甲酰基)-酪胺(杂质Ⅰ)对照品各适量，加流动相溶解并稀释制成每 1mL 中各约含 0.1mg 的溶液，即得。

三、色谱条件

方法	HPLC	UHPLC	UPLC
仪器	ACQUITY Arc Path 1	ACQUITY UPLC H-Class Bio	ACQUITY UPLC H-Class Bio
仪器配置	QSM-R，FTN-R，UV/Vis，柱温箱	QSM，FTN，TUV，柱温箱	QSM，FTN，TUV，柱温箱
色谱柱	XSelect HSS C18 4.6×250mm，5μm	XSelect HSS C18 3.0×150mm，2.5μm	ACQUITY UPLC HSS C18，2.1×100mm，1.8μm
流动相	0.01mol/L 磷酸二氢钾溶液(用磷酸调节 pH 值至 3.8)–甲醇(40:60)		
波长	228nm		
柱温	35℃		

四、分析色谱图

HPLC 谱图：

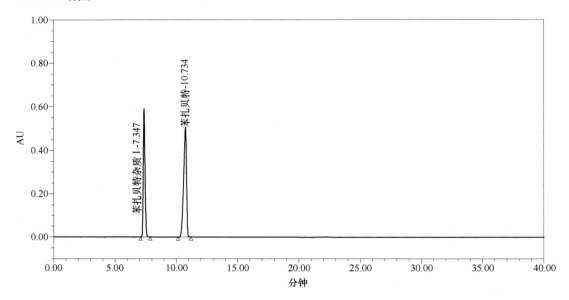

UHPLC 谱图：

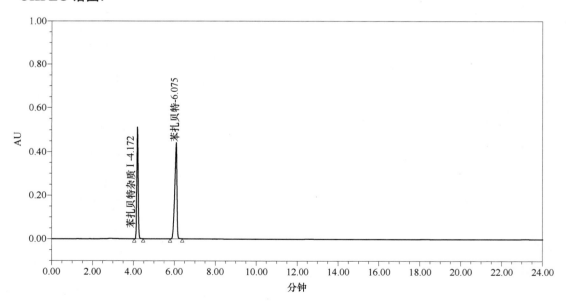

UPLC 谱图：

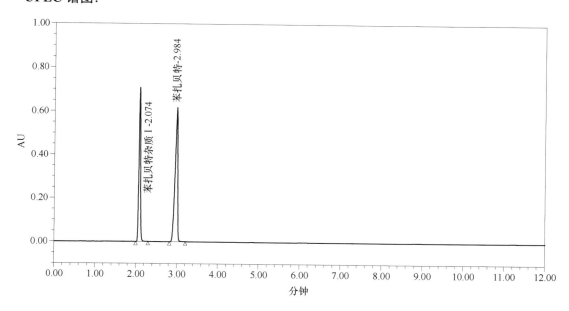

五、结果分析

方法	进样量 （μL）	流速 （mL/min）	峰宽 （s）	苯扎贝特 与杂质 I 间分离度	苯扎贝特 拖尾因子	苯扎贝特 塔板数	运行时长 （min）	溶剂用量 （mL）
HPLC	20	1.0	63.70	9.84	0.75	8913	40	40
UHPLC	5	0.45	35.45	12.11	0.72	13791	24	10.8
UPLC	2	0.3	23.40	9.80	0.70	9029	12	3.6

杂质信息：

杂质 I

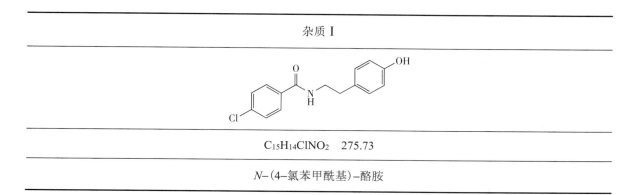

$C_{15}H_{14}ClNO_2$ 275.73

N-（4-氯苯甲酰基）-酪胺

更 昔 洛 韦
Ganciclovir

C₉H₁₃N₅O₄ 255.21 ［82410–32–0］

$C_9H_{13}N_5O_4$　255.21　［82410–32–0］

9–[[2–羟基–1–(羟甲基)乙氧基]甲基]鸟嘌呤

一、性状

本品为白色结晶性粉末；无臭；有引湿性。

本品在水或冰醋酸中微溶，在甲醇中几乎不溶，在二氯甲烷中不溶；在盐酸溶液或氢氧化钠溶液中略溶。

二、溶液的配制

称取更昔洛韦对照品约 15mg，置 50mL 量瓶中，加 0.4%氢氧化钠溶液 1mL 使溶解，用流动相稀释至刻度，摇匀，即得。

三、色谱条件

方法	HPLC	UHPLC	UPLC
仪器	ACQUITY Arc Path 1	ACQUITY UPLC H-Class Bio	ACQUITY UPLC H-Class Bio
仪器配置	QSM-R，FTN-R，UV/Vis，柱温箱	QSM，FTN，TUV，柱温箱	QSM，FTN，TUV，柱温箱
色谱柱	XSelect CSH C18 4.6×250mm，5μm	XSelect CSH C18 3.0×150mm，2.5μm	ACQUITY UPLC CSH C18，2.1×100mm，1.7μm
流动相	甲醇–水 (5:95)		
波长	252nm		
柱温	35℃		

四、分析色谱图

HPLC 谱图：

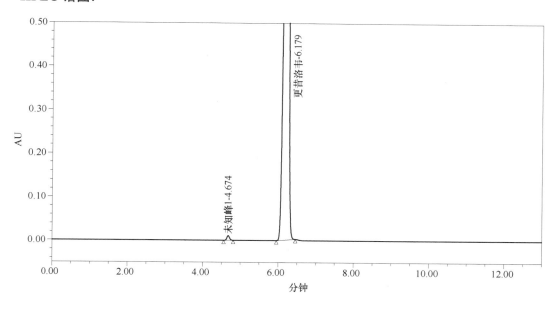

UHPLC 谱图：

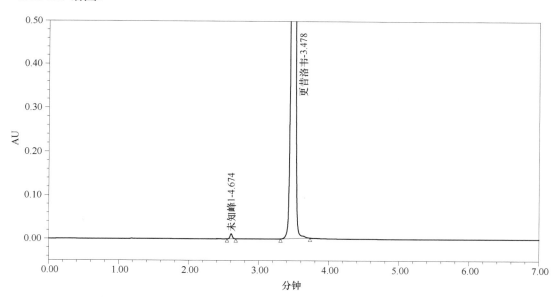

UPLC 谱图：

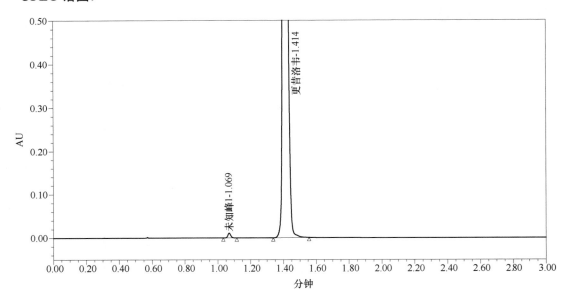

五、结果分析

方法	进样量 (μL)	流速 (mL/min)	峰宽 (s)	更昔洛韦与未知峰1的分离度	更昔洛韦拖尾因子	更昔洛韦塔板数	运行时长 (min)	溶剂用量 (mL)
HPLC	20	1.0	30.10	9.23	1.03	16055	12.5	12.5
UHPLC	5	0.5	25.15	12.15	1.06	28198	7	3.5
UPLC	2	0.4	13.05	9.22	1.08	17756	3	1.2

苯丙酸诺龙

Nandrolone Phenylpropionate

C$_{27}$H$_{34}$O$_3$　406.57　[62-90-8]

17β-羟基雌甾-4-烯-3-酮-3-苯丙酸酯

一、性状

本品为白色或类白色结晶性粉末；有特殊臭。

本品在甲醇或乙醇中溶解，在植物油中略溶，在水中几乎不溶。

二、溶液的配制

分别称取苯丙酸诺龙对照品与丙酸睾酮对照品适量，用流动相溶解并稀释制成每 1mL 中各约含 0.4mg 的混合溶液，即得。

三、色谱条件

方法	HPLC	UHPLC	UPLC
仪器	ACQUITY Arc Path 1	ACQUITY Arc Path 2	ACQUITY UPLC H-Class Bio
仪器配置	QSM-R，FTN-R，UV/Vis，柱温箱	QSM-R，FTN-R，UV/Vis，柱温箱	QSM，FTN，TUV，柱温箱
色谱柱	XSelect CSH C18 4.6×250mm，5μm	XSelect CSH C18 3.0×150mm，2.5μm	ACQUITY UPLC CSH C18，2.1×100mm，1.7μm
流动相	甲醇-水 (82:18)		
波长	254nm		
柱温	35℃		

四、分析色谱图

HPLC 谱图:

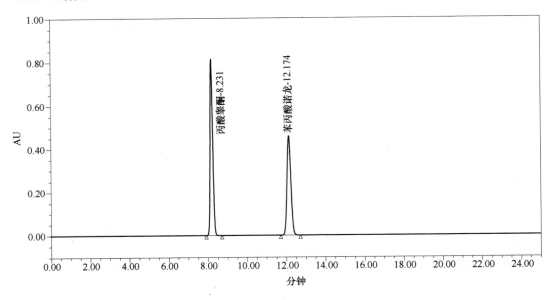

UHPLC 谱图:

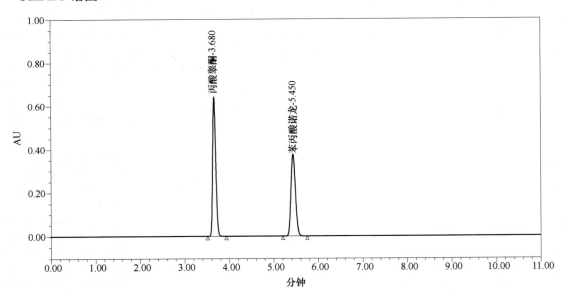

UPLC 谱图：

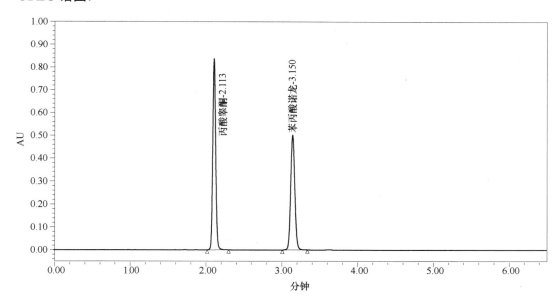

五、结果分析

方法	进样量 （μL）	流速 （mL/min）	峰宽 （s）	苯丙酸诺龙与丙酸睾酮间分离度	苯丙酸诺龙拖尾因子	苯丙酸诺龙塔板数	运行时长 （min）	溶剂用量 （mL）
HPLC	10	1.0	59.90	12.89	1.06	17458	25	25
UHPLC	2.5	0.6	32.65	11.34	1.11	13891	11	6.6
UPLC	1	0.35	19.85	12.33	1.10	16165	6.5	2.3

洛 伐 他 汀

Lovastatin

C₂₄H₃₆O₅   404.55   [75330-75-5]

(S)-2-甲基丁酸(4R,6R)-6-[2-[(1S,2S,6R,8S,8aR)-1,2,6,7,8,8a-六氢-8-羟基-2,6-二甲基-1-萘基]乙基]
四氢-4-羟基-2H-吡喃-2-酮-8-酯

一、性状

本品为白色或类白色结晶或结晶性粉末；无臭、无味，略有引湿性。
本品在三氯甲烷中易溶，在丙酮中溶解，在乙醇、乙酸乙酯或乙腈中略溶，在水中不溶。

二、溶液的配制

称取洛伐他汀对照品适量，加乙腈溶解并稀释制成每 1mL 中约含 0.4mg 的溶液作为溶液Ⅰ；
称取辛伐他汀对照品约 1mg，置 50mL 量瓶中，加乙腈溶解后，再加溶液Ⅰ 5mL，用流动相稀释
至刻度，摇匀，即得。

三、色谱条件

方法	HPLC	UHPLC	UPLC
仪器	ACQUITY Arc Path 1	ACQUITY UPLC H-Class Bio	ACQUITY UPLC H-Class Bio
仪器配置	QSM-R，FTN-R，UV/Vis，柱温箱	QSM，FTN，TUV，柱温箱	QSM，FTN，TUV，柱温箱
色谱柱	XBridge C18 4.6×250mm，5μm	XBridge BEH C18 3.0×150mm，2.5μm	ACQUITY UPLC BEH C18， 2.1×100mm，1.7μm
流动相	流动相 A 为 0.01%磷酸溶液，流动相 B 为乙腈，进行梯度洗脱		

	时间 (min)	流动相 A(%)	流动相 B(%)	时间 (min)	流动相 A(%)	流动相 B(%)	时间 (min)	流动相 A(%)	流动相 B(%)
梯度洗脱 程序	0	40	60	0	40	60	0	40	60
	6	40	60	2.3	40	60	0.5	40	60
	24	5	95	10	5	95	4.2	5	95
	34	5	95	14.2	5	95	6.3	5	95
	40	40	60	16.8	40	60	7.5	40	60
	50	40	60	21	40	60	10	40	60
波长	238nm								
柱温	40℃								

四、分析色谱图

HPLC 谱图：

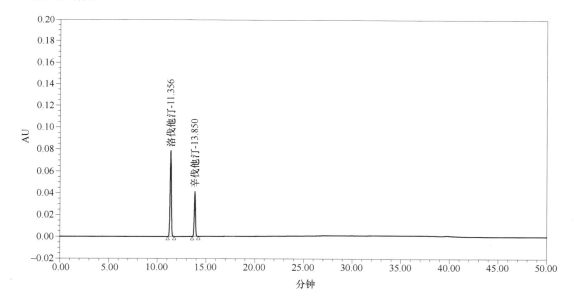

UHPLC 谱图：

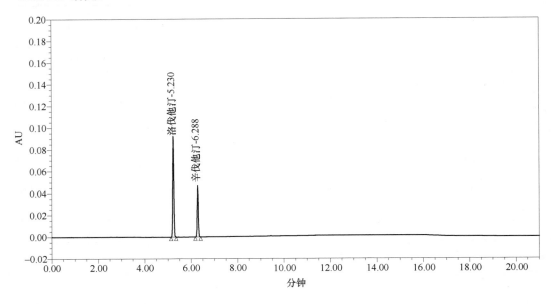

UPLC 谱图：

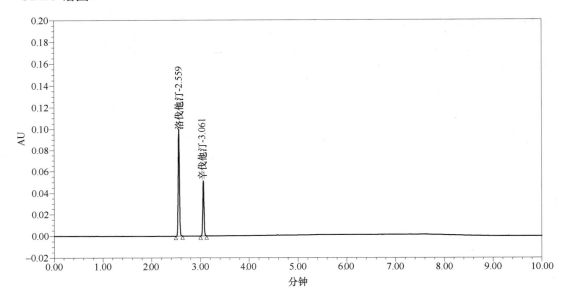

五、结果分析

方法	进样量 （μL）	流速 （mL/min）	峰宽 （s）	辛伐他汀 与洛伐他 汀分离度	洛伐他汀 拖尾因子	洛伐他汀 塔板数	运行时长 （min）	溶剂用量 （mL）
HPLC	10	1.0	40.50	10.39	1.01	34028	50	50
UHPLC	2.5	0.6	13.35	12.07	1.03	55687	21	12.6
UPLC	1	0.4	8.25	10.62	1.00	45177	10	4

乙酰谷酰胺

Aceglutamide

$C_7H_{12}N_2O_4$ 188.18   ［2490-97-3］

N^2-乙酰-L-谷氨酰胺

一、性状

本品为白色结晶性粉末；无臭。

本品在水中溶解，在乙醇中微溶。

二、溶液的配制

分别称取乙酰谷酰胺对照品和谷氨酰胺对照品适量，加流动相溶解并稀释制成每 1mL 中各约含 0.1mg 的混合溶液，摇匀，即得。

三、色谱条件

方法	HPLC	UHPLC	UPLC
仪器	ACQUITY Arc Path 1	ACQUITY UPLC H-Class Bio	ACQUITY UPLC H-Class Bio
仪器配置	QSM-R，FTN-R，UV/Vis，柱温箱	QSM，FTN，TUV，柱温箱	QSM，FTN，TUV，柱温箱
色谱柱	XSelect HSS T3 4.6×250mm，5μm	XSelect HSS T3 3.0×150mm，2.5μm	ACQUITY UPLC HSS T3，2.1×100mm，1.8μm
流动相	0.05mol/L 的磷酸二氢钾溶液 (用 10%磷酸溶液调节 pH 值至 3.0)-甲醇(95:5)		
波长	210nm		
柱温	35℃		

四、分析色谱图

HPLC 谱图：

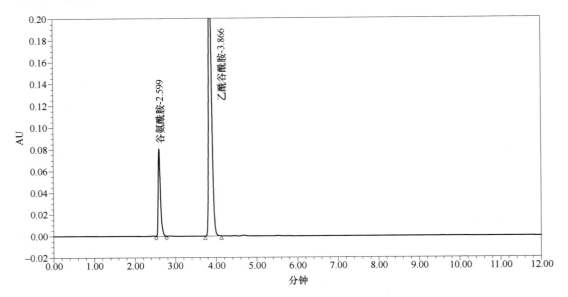

UHPLC 谱图：

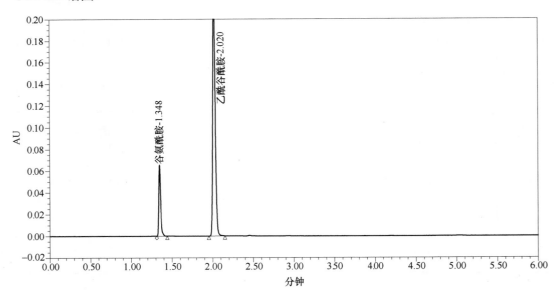

UPLC 谱图：

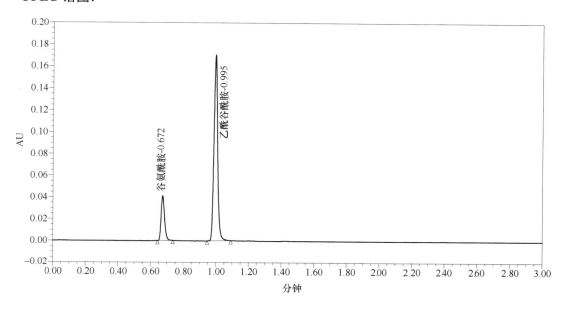

五、结果分析

方法	进样量 (μL)	流速 (mL/min)	峰宽 (s)	乙酰谷酰胺与谷氨酰胺间分离度	乙酰谷酰胺拖尾因子	乙酰谷酰胺塔板数	运行时长 (min)	溶剂用量 (mL)
HPLC	20	1.0	23.90	11.05	1.18	13218	12	12
UHPLC	5	0.5	11.85	14.02	1.11	21653	6	3
UPLC	2	0.35	8.65	8.32	1.24	9582	3	1.1

扎 来 普 隆

Zaleplon

C₁₇H₁₅N₅O 305.33 ［151319–34–5］

$C_{17}H_{15}N_5O$ 305.33 ［151319–34–5］

N–［3–（3–氰基吡唑并［1,5–*a*］嘧啶–7–基）苯基］– *N*–乙基乙酰胺

一、性状

本品为白色或类白色结晶性粉末；无臭。

本品在二氯甲烷中易溶，在甲醇、乙醇或丙酮中略溶，在水中几乎不溶；在 0.1mol/L 盐酸溶液或 0.1mol/L 氢氧化钠溶液中几乎不溶。

二、溶液的配制

称取扎来普隆对照品约 5mg，置 25mL 量瓶中，加乙腈 10mL，超声使溶解，并用水稀释至刻度，摇匀，即得。

三、色谱条件

方法	HPLC	UHPLC	UPLC
仪器	ACQUITY Arc Path 1	ACQUITY UPLC H-Class Bio	ACQUITY UPLC H-Class Bio
仪器配置	QSM-R，FTN-R，UV/Vis，柱温箱	QSM，FTN，TUV，柱温箱	QSM，FTN，TUV，柱温箱
色谱柱	XBridge C18 4.6×250mm，5μm	XBridge BEH C18 3.0×150mm，2.5μm	XBridge BEH C18 2.1×100mm，1.7μm
流动相	乙腈–水（35:65）		
波长	231nm		
柱温	35℃		

四、分析色谱图

HPLC 谱图：

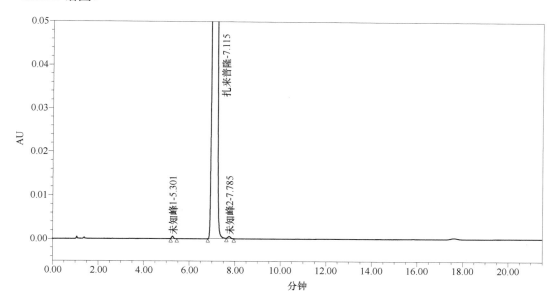

UHPLC 谱图：

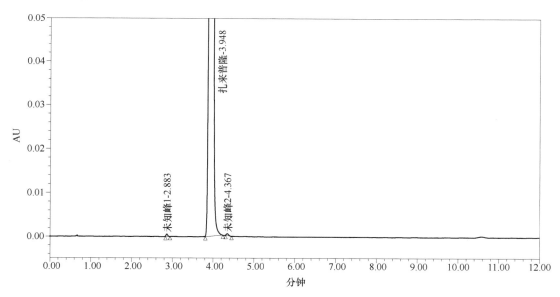

UPLC 谱图：

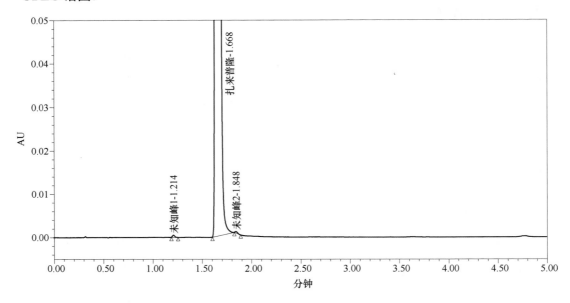

五、结果分析

方法	进样量 （μL）	流速 （mL/min）	峰宽 （s）	未知峰2 与扎来普 隆间的 分离度	扎来普隆 拖尾因子	扎来普隆 塔板数	运行时长 （min）	溶剂用量 （mL）
HPLC	10	1.0	48.70	3.21	1.03	19257	21.5	21.5
UHPLC	2.5	0.5	25.70	3.96	1.08	23774	12	6
UPLC	1	0.4	13.25	3.34	1.06	15247	5	2

左羟丙哌嗪

Levodropropizine

C13H20N2O2   236.32   [99291-25-5]

S-(-)-3-(4-苯基-1-哌嗪基)-1,2-丙二醇

一、性状

本品为白色或类白色结晶性粉末；无臭。

本品在二氯甲烷、甲醇或冰醋酸中易溶，在乙醇中溶解，在水中略溶。

二、溶液的配制

分别称取左羟丙哌嗪对照品和苯基哌嗪对照品适量，加流动相溶解并稀释制成每 1mL 中各约含 0.1mg 和 10μg 的混合溶液，即得。

三、色谱条件

方法	HPLC	UHPLC	UPLC
仪器	ACQUITY Arc Path 1	ACQUITY UPLC H-Class Bio	ACQUITY UPLC H-Class Bio
仪器配置	QSM-R，FTN-R，UV/Vis，柱温箱	QSM，FTN，TUV，柱温箱	QSM，FTN，TUV，柱温箱
色谱柱	XBridge C18 4.6×250mm，5μm	XBridge BEH C18 3.0×150mm，2.5μm	ACQUITY UPLC BEH C18 2.1×100mm，1.7μm
流动相	磷酸盐缓冲液(称取磷酸二氢钾6.81g,加水1000mL溶解,用磷酸调节pH值至3.0)-甲醇(88:12)		
波长	254nm		
柱温	35℃		

四、分析色谱图

HPLC 谱图：

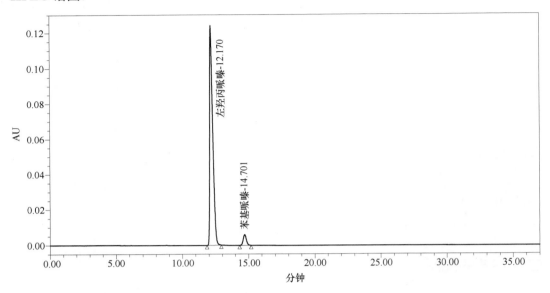

UHPLC 谱图：

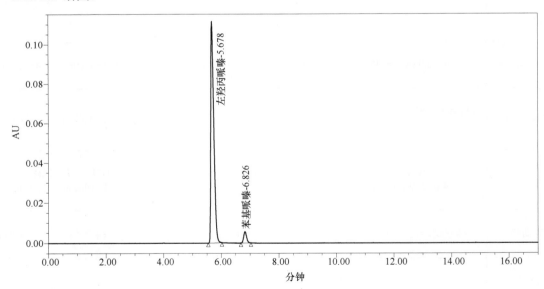

UPLC 谱图：

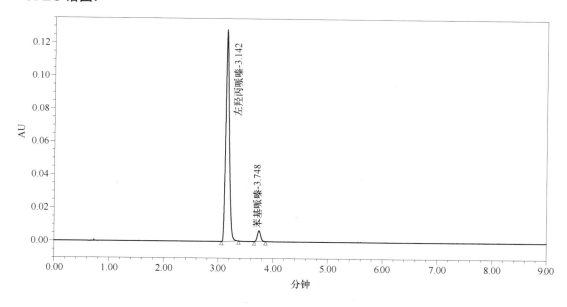

五、结果分析

方法	进样量 （μL）	流速 （mL/min）	峰宽 （s）	苯基哌嗪 与左羟丙 哌嗪间的 分离度	左羟丙哌 嗪拖尾 因子	左羟丙哌 嗪塔板数	运行时长 （min）	溶剂用量 （mL）
HPLC	20	1.0	64.60	6.01	1.62	12579	37	37
UHPLC	5	0.6	28.30	6.15	1.71	13441	17	10.2
UPLC	2	0.35	18.85	5.34	1.57	10524	9	3.2

杂质信息：

苯基哌嗪（1-Phenylpiperazine）

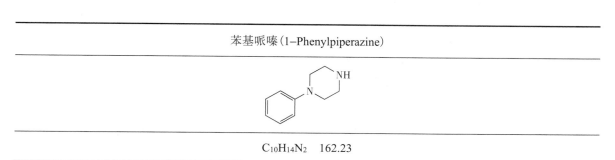

$C_{10}H_{14}N_2$ 162.23

盐酸苄丝肼

Benserazide Hydrochloride

C₁₀H₁₅N₃O₅ · HCl   293.71   [14919-77-8]

$C_{10}H_{15}N_3O_5 \cdot HCl$ 293.71   [14919-77-8]

2-[(2,3,4-三羟基苯基)甲基]酰肼-DL-丝氨酸盐酸盐

一、性状

本品为白色或类白色结晶性粉末；有引湿性；遇光色变深。

本品在水中易溶，在甲醇中略溶，在乙醇或丙酮中不溶。

二、溶液的配制

称取盐酸苄丝肼对照品适量，加流动相溶解并稀释制成每 1mL 中约含 1.5mg 的溶液，即得。

三、色谱条件

方法	HPLC	UHPLC	UPLC
仪器	ACQUITY Arc Path 1	ACQUITY UPLC H-Class Bio	ACQUITY UPLC H-Class Bio
仪器配置	QSM-R，FTN-R，UV/Vis，柱温箱	QSM，FTN，TUV，柱温箱	QSM，FTN，TUV，柱温箱
色谱柱	XBridge Shield RP18 4.6×250mm，5μm	XBridge BEH Shield RP18 3.0×150mm，2.5μm	ACQUITY UPLC BEH Shield RP18，2.1×100mm，1.7μm
流动相	三氟醋酸-甲醇-水 (1:20:1000)		
波长	220nm		
柱温	35℃		

四、分析色谱图

HPLC 谱图：

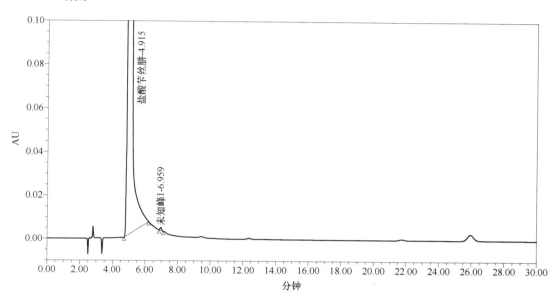

UHPLC 谱图：

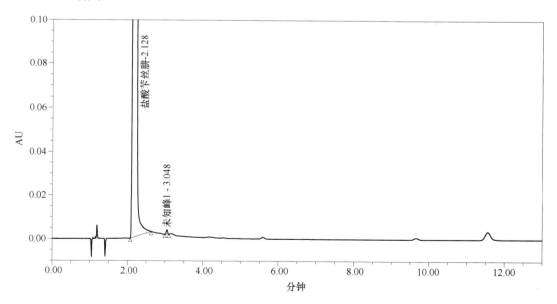

UPLC 谱图：

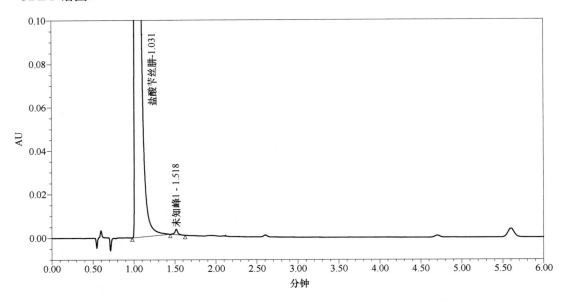

五、结果分析

方法	进样量 (μL)	流速 (mL/min)	峰宽 (s)	未知峰1 与苄丝肼 的分离度	苄丝肼 拖尾因子	苄丝肼 塔板数	运行时长 (min)	溶剂用量 (mL)
HPLC	10	1.0	89.60	9.24	2.17	6539	30	30
UHPLC	2.5	0.6	32.80	9.92	2.88	6254	13	7.8
UPLC	1	0.4	27.65	7.79	2.07	4248	6	2.4

氢溴酸加兰他敏

Galantamine Hydrobromide

$C_{17}H_{21}NO_3 \cdot HBr$ 368.27   [1953-04-4]

(4aS,6R,8aS)-11-甲基-3-甲氧基-4a,5,9,10,11,12-六氢-6H-苯并呋喃并[3a,3,2-ef][2]苯并氮杂䓬-6-醇氢溴酸盐

一、性状

本品为白色或类白色的结晶性粉末；无臭。

本品在水中溶解，在乙醇中微溶，在丙酮、三氯甲烷、乙醚中不溶。

二、溶液的配制

分别称取氢溴酸加兰他敏对照品和氢溴酸力克拉敏对照品适量，加流动相溶解并定量稀释制成每 1mL 中约含氢溴酸加兰他敏 1mg 与氢溴酸力克拉敏 0.1mg 的混合溶液，即得。

三、色谱条件

方法	HPLC	UHPLC	UPLC
仪器	ACQUITY Arc Path 1	ACQUITY UPLC H-Class Bio	ACQUITY UPLC H-Class Bio
仪器配置	QSM-R，FTN-R，UV/Vis，柱温箱	QSM，FTN，TUV，柱温箱	QSM，FTN，TUV，柱温箱
色谱柱	XBridge C18 4.6×250mm，5μm	XBridge BEH C18 3.0×150mm，2.5μm	ACQUITY UPLC BEH C18 2.1×100mm，1.7μm
流动相	三乙胺磷酸缓冲液(取三乙胺 7mL，加水 900mL，用 0.5mol/L 磷酸溶液调节 pH 值至 6.0，加水至 1000mL)-甲醇(75:25)		
波长	228nm		
柱温	35℃		

四、分析色谱图

HPLC 谱图：

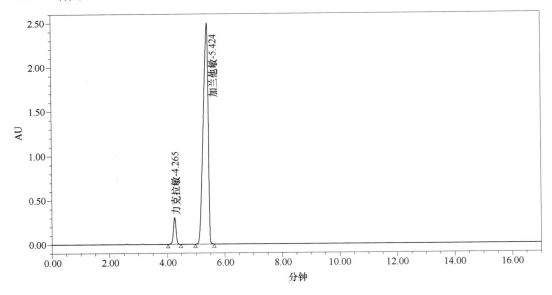

UHPLC 谱图：

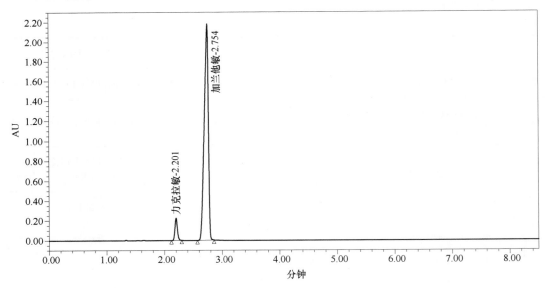

UPLC 谱图：

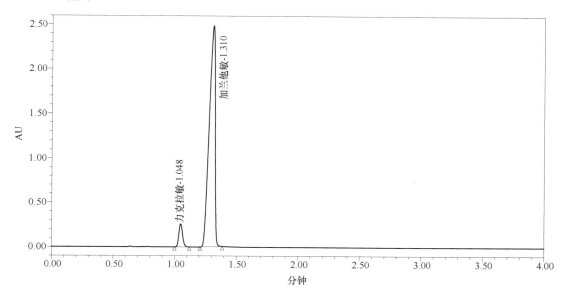

五、结果分析

方法	进样量 （μL）	流速 （mL/min）	峰宽 （s）	加兰他敏 与力克拉 敏峰间 分离度	加兰他敏 拖尾因子	加兰他敏 塔板数	运行时长 （min）	溶剂用量 （mL）
HPLC	20	1.0	38.90	4.69	0.61	4081	17	17
UHPLC	5	0.5	17.30	5.25	0.66	5945	8.5	4.3
UPLC	2	0.35	10.75	3.59	0.70	3342	4	1.4

杂质信息：

氢溴酸力克拉敏（Lycoramine Hydrobromide）

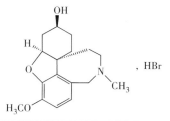

, HBr

$C_{17}H_{23}NO_3 \cdot HBr$ 370.29

11-甲基-3-甲氧基-4α,5,7,8,9,10,11,12-八氢-6H-苯并呋喃并[3α,3,2-ef][2]苯并氮杂䓬-6-醇氢溴酸盐

米 力 农

Milrinone

C$_{12}$H$_9$N$_3$O 211.22 [78415-72-2]

1,6-二氢-2-甲基-6-氧代-[3,4'-双吡啶]-5-甲腈

一、性状

本品为类白色结晶性粉末；无臭。

本品在水或乙醇中几乎不溶，在稀盐酸中略溶。

二、溶液的配制

分别称取米力农对照品与米力农杂质Ⅰ对照品适量，加流动相溶解并稀释制成每 1mL 中各约含 20μg 的溶液，即得。

三、色谱条件

方法	HPLC	UHPLC	UPLC
仪器	ACQUITY Arc Path 1	ACQUITY UPLC H-Class Bio	ACQUITY UPLC H-Class Bio
仪器配置	QSM-R，FTN-R，UV/Vis，柱温箱	QSM，FTN，TUV，柱温箱	QSM，FTN，TUV，柱温箱
色谱柱	XBridge C8 4.6×250mm，5μm	XBridge BEH C8 3.0×150mm，2.5μm	ACQUITY UPLC BEH C8 2.1×100mm，1.7μm
流动相	磷酸氢二钾溶液(取磷酸氢二钾 2.7g，加水 800mL 溶解后，加三乙胺 2.4mL，用磷酸调 pH 值至 7.5)-乙腈(80:20)		
波长	220nm		
柱温	35℃		

四、分析色谱图

HPLC 谱图：

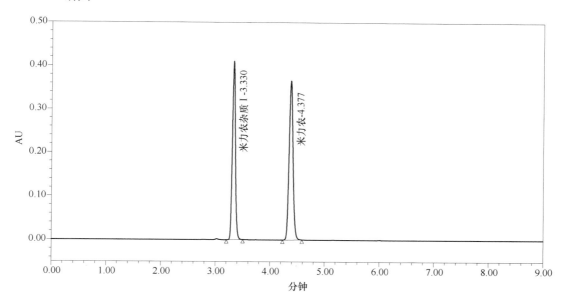

UHPLC 谱图：

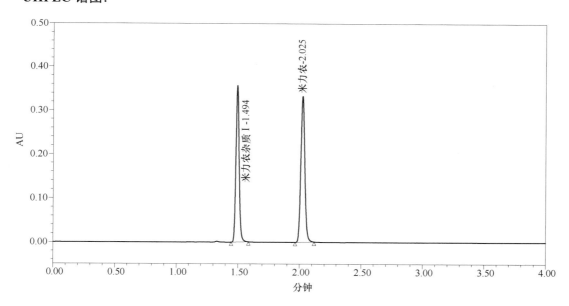

UPLC 谱图：

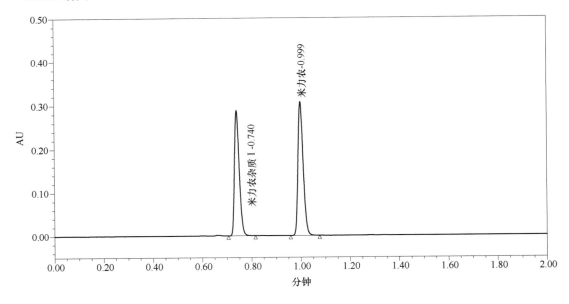

五、结果分析

方法	进样量 (μL)	流速 (mL/min)	峰宽 (s)	米力农与杂质 I 峰间分离度	米力农拖尾因子	米力农塔板数	运行时长 (min)	溶剂用量 (mL)
HPLC	20	1.0	21.30	9.14	1.14	18062	9	9
UHPLC	5	0.6	9.20	10.11	1.12	18977	4	2.4
UPLC	2	0.4	7.05	7.00	1.20	10628	2	0.8

杂质信息：

杂质 I

$C_{12}H_{11}N_3O_2$ 229.23

1,6-二氢-2-甲基-6-氧代-(3,4'-二吡啶)-5-甲酰胺

泼 尼 松 龙

Prednisolone

C$_{21}$H$_{28}$O$_{5}$　360.45　[50-24-8]

11β,17α,21-三羟基孕甾-1,4-二烯-3,20-二酮

一、性状

本品为白色或类白色的结晶性粉末；无臭；有引湿性。

本品在甲醇或乙醇中溶解，在丙酮或二氧六环中略溶，在三氯甲烷中微溶，在水中极微溶解。

二、溶液的配制

分别称取泼尼松龙对照品和内标物炔诺酮对照品适量，用甲醇溶解稀释制成每 1mL 中约含泼尼松龙 0.1mg 和炔诺酮 0.15mg 的混合溶液，即得。

三、色谱条件

方法	HPLC	UHPLC	UPLC
仪器	ACQUITY Arc Path 1	ACQUITY UPLC H-Class Bio	ACQUITY UPLC H-Class Bio
仪器配置	QSM-R，FTN-R，PDA，柱温箱	QSM，FTN，TUV，柱温箱	QSM，FTN，TUV，柱温箱
色谱柱	XSelect HSS T3 4.6×250mm，5μm	XSelect HSS T3 3.0×150mm，2.5μm	ACQUITY UPLC HSS T3，2.1×100mm，1.8μm
流动相	甲醇-水（65:35）		
波长	240nm		
柱温	35℃		

四、分析色谱图

HPLC 谱图：

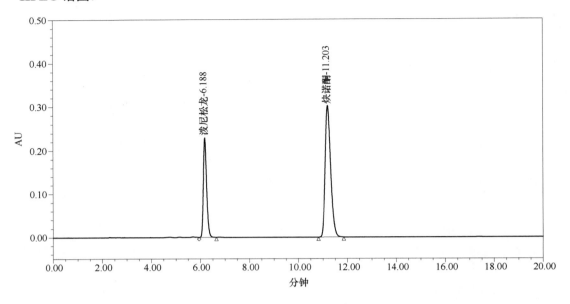

UHPLC 谱图：

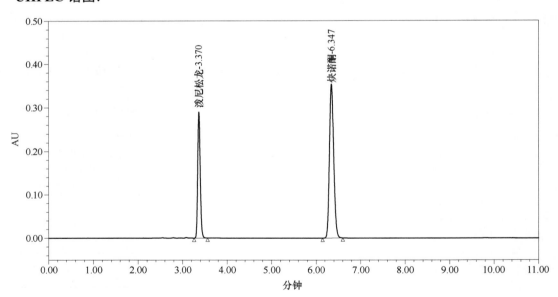

UPLC 谱图：

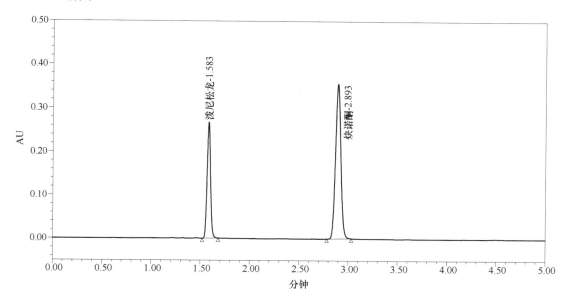

五、结果分析

方法	进样量 （μL）	流速 （mL/min）	峰宽 （s）	泼尼松龙 与炔诺酮 峰间的 分离度	泼尼松龙 拖尾因子	泼尼松龙 塔板数	运行时长 （min）	溶剂用量 （mL）
HPLC	10	1.0	42.20	15.46	1.20	10444	20	20
UHPLC	2.5	0.5	18.10	21.35	1.11	16842	11	5.5
UPLC	1	0.35	9.65	16.25	1.14	9947	5	1.75

盐酸地匹福林

Dipivefrin Hydrochloride

C$_{19}$H$_{29}$NO$_5$ · HCl   387.90   [64019-93-8]

(±)3,4-二羟基-α-[(甲氨基)甲基]苯甲醇-3,4-二新戊酸酯盐酸盐

一、性状

本品为白色或类白色结晶性粉末；无臭；有引湿性；与日光或空气接触易变质。

本品在水中极易溶解，在乙醇中易溶，在乙酸乙酯中极微溶解，在石油醚中几乎不溶。

二、溶液的配制

分别称取盐酸地匹福林对照品和(±)3,4-二羟基-2′-甲氨基苯乙酮-3,4-二新戊酸酯高氯酸盐(杂质Ⅰ)对照品适量，加流动相溶解并稀释制成每1mL中约含盐酸地匹福林10μg和杂质Ⅰ5μg的混合溶液，即得。

三、色谱条件

方法	HPLC	UHPLC	UPLC
仪器	ACQUITY Arc Path 1	ACQUITY UPLC H-Class Bio	ACQUITY UPLC H-Class Bio
仪器配置	QSM-R，FTN-R，PDA，柱温箱	QSM，FTN，TUV，柱温箱	QSM，FTN，TUV，柱温箱
色谱柱	XBridge C18 4.6×250mm，5μm	XBridge BEH C18 3.0×150mm，2.5μm	ACQUITY UPLC BEH C18 2.1×100mm，1.7μm
流动相	磷酸盐缓冲液(取磷酸二氢钾 13.6g，加水溶解并稀释成 1000mL， 用 10%磷酸溶液调 pH 值至 3.5)-乙腈(60:40)		
波长	254nm		
柱温	35℃		

四、分析色谱图

HPLC 谱图：

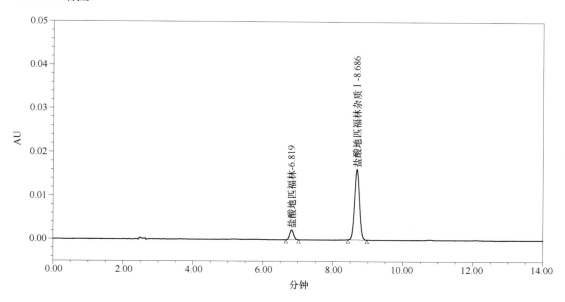

UHPLC 谱图：

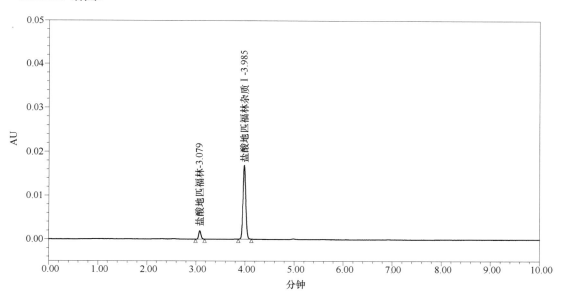

UPLC 谱图:

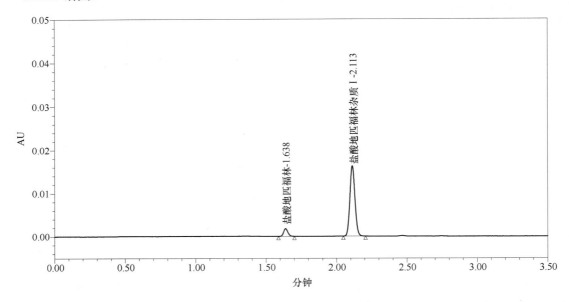

五、结果分析

方法	进样量 (μL)	流速 (mL/min)	峰宽 (s)	盐酸地匹 福林与杂 质I峰间 的分离度	盐酸地匹 福林拖尾 因子	盐酸地匹 福林塔板 数	运行时长 (min)	溶剂用量 (mL)
HPLC	20	1.0	21.70	8.09	1.09	16840	14.0	14.0
UHPLC	5	0.6	11.00	9.45	1.15	20370	6.0	3.0
UPLC	2	0.4	6.80	7.96	1.12	14459	3.5	1.4

杂质信息:

杂质 I

C$_{19}$H$_{27}$NO$_5$·HClO$_4$　449.88

(±)3,4-二羟基-2′-甲氨基苯乙酮-3,4-二新戊酸酯高氯酸盐

· 182 ·

醋酸曲安奈德

Triamcinolone Acetonide Acetate

C26H33FO7　476.54　［3870-07-3］

16α,17-［(1-甲基亚乙基)双(氧)]-11β,21-二羟基-9-氟孕甾-1,4-二烯-3,20-二酮-21-醋酸酯

一、性状

本品为白色或类白色的结晶性粉末；无臭。

本品在三氯甲烷中溶解，在丙酮中略溶，在甲醇或乙醇中微溶，在水中不溶。

二、溶液的配制

称取醋酸曲安奈德对照品约25mg，置50mL量瓶中，加甲醇30mL振摇使溶解，用水稀释至刻度，摇匀，作为溶液Ⅰ；另称取曲安奈德对照品约25mg，置50mL量瓶中，加甲醇30mL振摇使溶解，用水稀释至刻度，摇匀，作为溶液Ⅱ。分别量取溶液Ⅰ与溶液Ⅱ各1mL，置同一100mL量瓶中，用流动相稀释至刻度，摇匀，即得。

三、色谱条件

方法	HPLC	UHPLC	UPLC
仪器	ACQUITY Arc Path 1	ACQUITY UPLC H-Class Bio	ACQUITY UPLC H-Class Bio
仪器配置	QSM-R，FTN-R，PDA，柱温箱	QSM，FTN，TUV，柱温箱	QSM，FTN，TUV，柱温箱
色谱柱	XBridge C18 4.6×250mm，5μm	XBridge BEH C18 3.0×150mm，2.5μm	ACQUITY UPLC BEH C18 2.1×100mm，1.7μm
流动相	甲醇-水(60:40)		
波长	240nm		
柱温	35℃		

四、分析色谱图

HPLC 谱图：

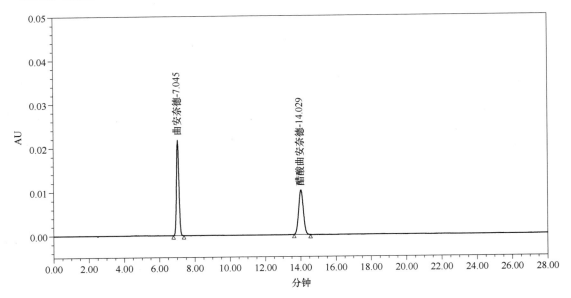

UHPLC 谱图：

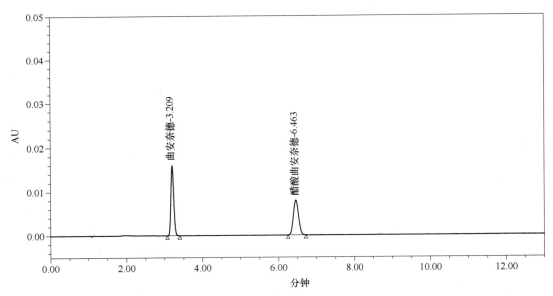

UPLC 谱图：

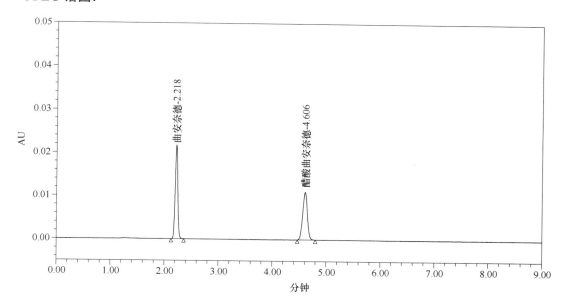

五、结果分析

方法	进样量 （μL）	流速 （mL/min）	峰宽 （s）	曲安奈德 与醋酸曲 安奈德峰 间的分 离度	醋酸曲安 奈德拖 尾因子	醋酸曲安 奈德塔 板数	运行时长 （min）	溶剂用量 （mL）
HPLC	20	1.0	55.50	18.72	1.03	12991	28.0	28.0
UHPLC	5	0.6	28.40	16.67	1.05	10476	13.0	7.8
UPLC	2	0.3	20.05	19.57	1.01	13488	9.0	2.7

盐酸西替利嗪

Cetirizine Hydrochloride

C$_{21}$H$_{25}$ClN$_2$O$_3$•2HCl   461.81   ［83881−52−1］

（±）−2−［2−［4−［（4−氯苯基）苯甲基］−1−哌嗪基］乙氧基］乙酸二盐酸盐

一、性状

本品为白色或类白色结晶性粉末，无臭。

本品在水中易溶，在甲醇或乙醇中溶解，在三氯甲烷或丙酮中几乎不溶。

二、溶液的配制

称取盐酸西替利嗪对照品适量，加水使溶解并稀释制成每 1mL 中约含 0.2mg 的溶液，即得。

三、色谱条件

方法	HPLC	UHPLC	UPLC
仪器	ACQUITY Arc Path 1	ACQUITY UPLC H-Class Bio	ACQUITY UPLC H-Class Bio
仪器配置	QSM-R，FTN-R，PDA，柱温箱	QSM，FTN，TUV，柱温箱	QSM，FTN，TUV，柱温箱
色谱柱	XSelect HSS T3 4.6×250mm，5μm	XSelect HSS T3 3.0×150mm，2.5μm	ACQUITY UPLC HSS T3， 2.1×100mm，1.8μm
流动相	乙腈−0.1%三乙胺的 0.05mol/L 磷酸二氢钠溶液（用磷酸调节 pH 值至 3.0）(35:65)		
波长	230nm		
柱温	35℃		

四、分析色谱图

HPLC 谱图：

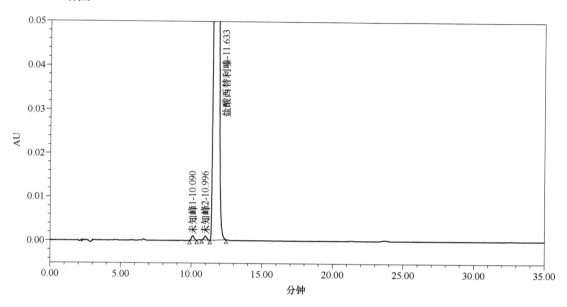

UHPLC 谱图：

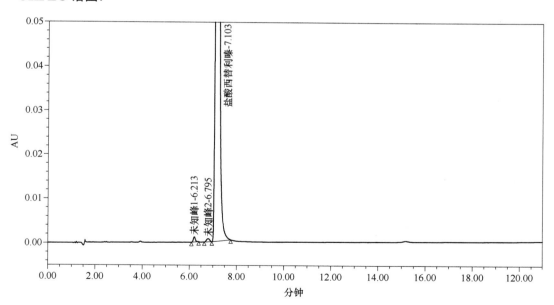

UPLC 谱图：

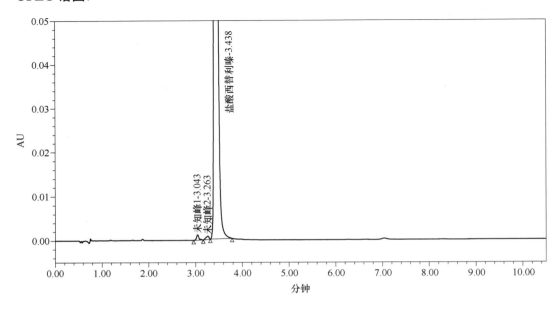

五、结果分析

方法	进样量 （μL）	流速 （mL/min）	峰宽 （s）	西替利嗪与未知 峰 2 间的分离度	西替利嗪 拖尾因子	西替利嗪 塔板数	运行时长 （min）	溶剂 用量 （mL）
HPLC	20	1.0	69.50	1.66	1.42	13377	35	35
UHPLC	5	0.5	48.20	1.40	1.90	23286	21.5	10.8
UPLC	2	0.35	27.80	1.55	1.31	19481	11	3.9

己 烯 雌 酚

Diethylstilbestrol

$$CH_3$$

HO—⟨苯环⟩—C=C—⟨苯环⟩—OH

$$H_3C$$

$C_{18}H_{20}O_2$ 268.36   [56-53-1]

(E)-4,4′-(1,2-二乙基-1,2-亚乙烯基)双苯酚

一、性状

本品为无色结晶或白色结晶性粉末；几乎无臭。

本品在甲醇中易溶，在乙醇、乙醚或脂肪油中溶解，在三氯甲烷中微溶，在水中几乎不溶；在稀氢氧化钠溶液中溶解。

二、溶液的配制

称取己烯雌酚对照品约 10mg，加三氯甲烷 50mL 使溶解，在暗处放置不少于 5 小时，量取 5.0mL，挥干三氯甲烷，残渣(己烯雌酚的顺式体和反式体)加乙醇-水(1:1)25mL 使溶解，摇匀，即得。

三、色谱条件

方法	HPLC	UHPLC	UPLC
仪器	ACQUITY Arc Path 1	ACQUITY UPLC H-Class Bio	ACQUITY UPLC H-Class Bio
仪器配置	QSM-R，FTN-R，PDA，柱温箱	QSM，FTN，TUV，柱温箱	QSM，FTN，TUV，柱温箱
色谱柱	XBridge C18 4.6×250mm，5μm	XBridge BEH C18 3.0×150mm，2.5μm	ACQUITY UPLC BEH C18 2.1×100mm，1.7μm
流动相	甲醇-水(80:20)		
波长	254nm		
柱温	35℃		

四、分析色谱图

HPLC 谱图：

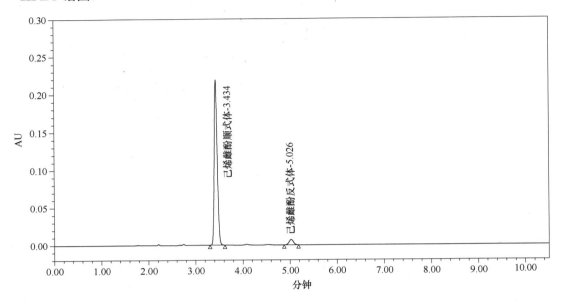

UHPLC 谱图：

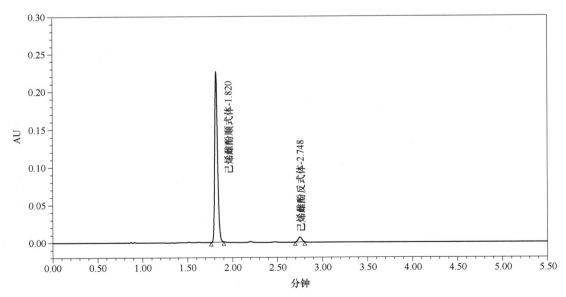

UPLC 谱图：

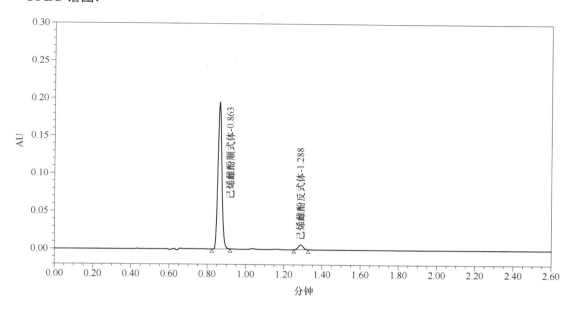

五、结果分析

方法	进样量 （μL）	流速 （mL/min）	峰宽 （s） 顺式	峰宽 （s） 反式	己烯雌酚顺式体与己烯雌酚反式体间的分离度	己烯雌酚反式体拖尾因子	己烯雌酚反式体塔板数	运行时长 （min）	溶剂用量 （mL）
HPLC	10.0	1.00	18.10	19.00	11.25	1.08	13665	10.5	10.50
UHPLC	2.5	0.50	6.30	8.40	13.80	1.16	16187	5.5	2.75
UPLC	1.0	0.35	4.50	5.75	10.09	1.16	8511	2.6	0.91

环 磷 酰 胺
Cyclophosphamide

$C_7H_{15}Cl_2N_2O_2P \cdot H_2O$　279.10　［6055–19–2］

P–[*N*, *N*–双（*β*–氯乙基）]–1–氧–3–氮–2–磷杂环己烷–*P*–氧化物一水合物

一、性状

本品为白色结晶或结晶性粉末；失去结晶水即液化。

本品在乙醇中易溶，在水或丙酮中溶解。

二、溶液的配制

称取环磷酰胺对照品适量，加流动相溶解并稀释制成每 1mL 中约含 0.5mg 的溶液，即得。

三、色谱条件

方法	HPLC	UHPLC	UPLC
仪器	ACQUITY Arc Path 1	ACQUITY Arc Path 2	ACQUITY UPLC H-Class Bio
仪器配置	QSM-R，FTN-R，PDA，柱温箱	QSM-R，FTN-R，PDA，柱温箱	QSM，FTN，TUV，柱温箱
色谱柱	XSelect HSS T3 4.6×250mm，5μm	XSelect HSS T3 3.0×150mm，2.5μm	ACQUITY UPLC HSS T3 2.1×100mm，1.8μm
流动相	乙腈–水（36:65）		
波长	195nm		
柱温	35℃		

四、分析色谱图

HPLC 谱图：

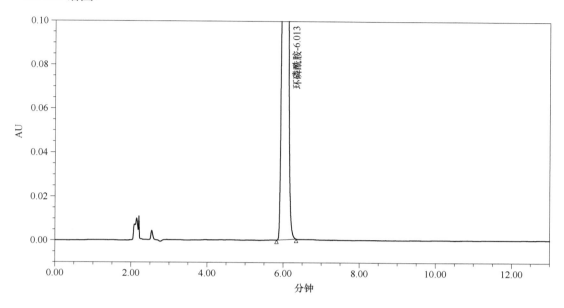

UHPLC 谱图：

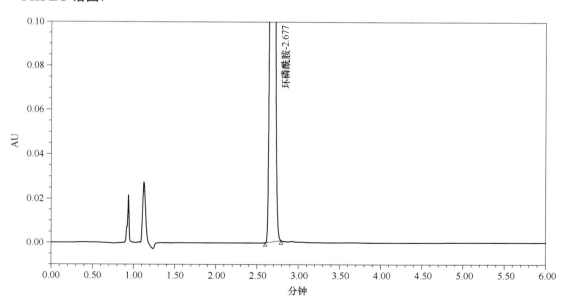

UPLC 谱图：

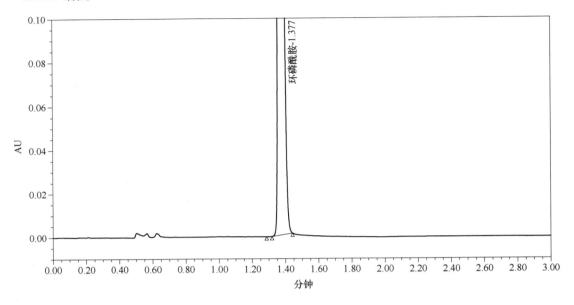

五、结果分析

方法	进样量 （μL）	流速 （mL/min）	峰宽 （s）	环磷酰胺 拖尾因子	环磷酰胺 塔板数	运行时长 （min）	溶剂用量 （mL）
HPLC	20	1.0	30.60	1.24	15067	13	13
UHPLC	5	0.6	11.50	1.19	17082	6	3.6
UPLC	2	0.4	7.40	1.13	14020	3.0	1.2

西 洛 他 唑

Cilostazol

C$_{20}$H$_{27}$N$_5$O$_2$ 369.47 [73963-72-1]

6-[4-(1-环己基-1*H*-四氮唑-5-基)丁氧基]-3,4-二氢喹诺酮

一、性状

本品为白色或类白色结晶性粉末；无臭。

本品在冰醋酸或三氯甲烷中易溶，在 *N*, *N*-二甲基甲酰胺中溶解，在甲醇或无水乙醇中微溶，在水、0.1mol/L 盐酸溶液或 0.1mol/L 氢氧化钠溶液中几乎不溶。

二、溶液的配制

称取西洛他唑对照品适量，加甲醇-水(70:30)溶解并稀释制成每 1mL 中约含 0.25mg 的溶液，即得。

三、色谱条件

方法	HPLC			UHPLC			UPLC		
仪器	ACQUITY Arc Path 1			ACQUITY UPLC H-Class Bio			ACQUITY UPLC H-Class Bio		
仪器配置	QSM-R，FTN-R，PDA，柱温箱			QSM，FTN，TUV，柱温箱			QSM，FTN，TUV，柱温箱		
色谱柱	XSelect HSS T3 4.6×250mm，5μm			XSelect HSS T3 3.0×150mm，2.5μm			ACQUITY UPLC HSS T3 2.1×100mm，1.8μm		
流动相	水为流动相 A，甲醇为流动相 B，进行梯度洗脱			水为流动相 A，甲醇为流动相 B，进行梯度洗脱			水为流动相 A，甲醇为流动相 B，进行梯度洗脱		
梯度洗脱程序	时间(min)	流动相A(%)	流动相B(%)	时间(min)	流动相A(%)	流动相B(%)	时间(min)	流动相A(%)	流动相B(%)
	0	30	70	0	30	70	0	30	70
	8.0	30	70	3.8	30	70	1.2	30	70
	18.0	10	90	8.9	10	90	4.0	10	90
	21.0	10	90	10.5	10	90	5.0	10	90
	21.5	30	70	10.6	30	70	5.1	30	70
	30.0	30	70	14.0	30	70	7.0	30	70
波长	257nm								
柱温	35℃								

四、分析色谱图

HPLC 谱图：

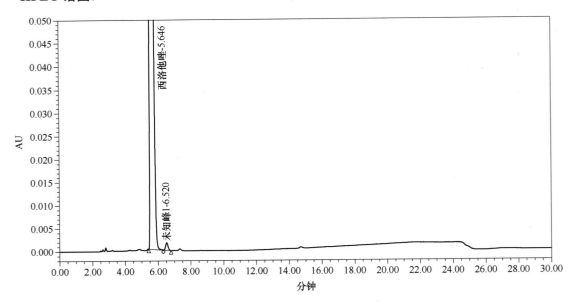

UHPLC 谱图：

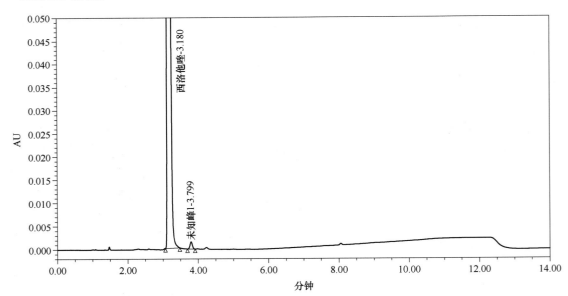

UPLC 谱图：

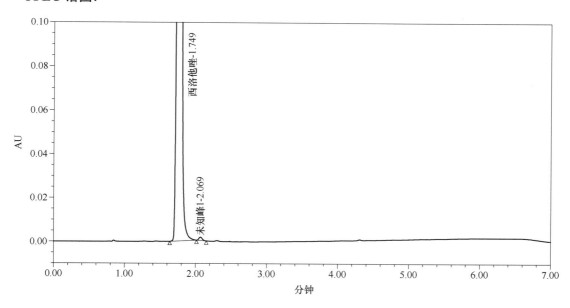

五、结果分析

方法	进样量（μL）	流速（mL/min）	峰宽（s）	西洛他唑与相邻杂质峰间的分离度	西洛他唑拖尾因子	西洛他唑塔板数	运行时长（min）	溶剂用量（mL）
HPLC	20	1.0	36.5	3.59	1.19	10360	30	30.0
UHPLC	5	0.5	24.70	5.58	1.09	16676	14	7.0
UPLC	2	0.3	22.70	3.87	1.25	7976	7	2.1

五 氟 利 多

Penfluridol

C$_{28}$H$_{27}$ClF$_5$NO   523.97   ［26864-56-2］

1-［4,4-双(4-氟苯基)丁基］-4-［4-氯-3-(三氟甲基)苯基］-4-哌啶醇

一、性状

本品为白色或类白色结晶性粉末；无臭。

本品在甲醇、乙醇、丙酮或三氯甲烷中易溶；在水中几乎不溶。

二、溶液的配制

称取五氟利多对照品适量，加流动相溶解并稀释制成每 1mL 中约含 0.5mg 的溶液，即得。

三、色谱条件

方法	HPLC	UHPLC	UPLC
仪器	ACQUITY Arc Path 1	ACQUITY Arc Path 2	ACQUITY UPLC H-Class Bio
仪器配置	QSM-R，FTN-R，PDA，柱温箱	QSM-R，FTN-R，PDA，柱温箱	QSM，FTN，TUV，柱温箱
色谱柱	XSelect CSH C18 4.6×250mm，5μm	XSelect CSH C18 3.0×150mm，2.5μm	ACQUITY UPLC CSH C18 2.1×100mm，1.7μm
流动相	0.2%三乙胺溶液(用磷酸调节 pH 值至 2.5)-甲醇(30:70)		
波长	219nm		
柱温	35℃		

四、分析色谱图

HPLC 谱图：

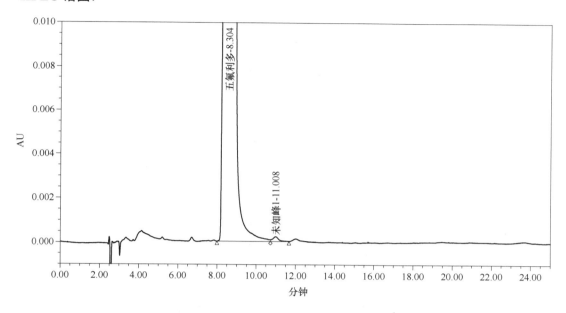

UHPLC 谱图：

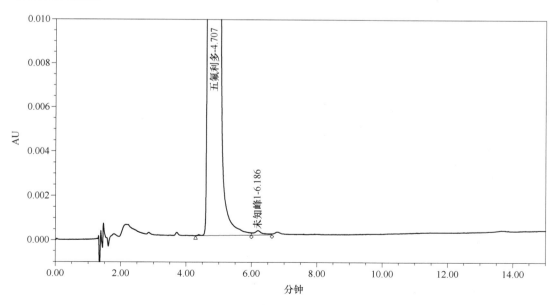

UPLC 谱图：

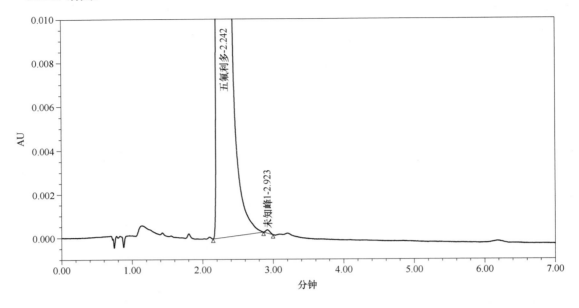

五、结果分析

方法	进样量 （μL）	流速 （mL/min）	峰宽 （s）	五氟利多 与相邻杂 质间的分 离度	五氟利多 拖尾因子	五氟利多 塔板数	运行时长 （min）	溶剂用量 （mL）
HPLC	10.0	1.0	155.40	5.95	3.33	3696	25	25.0
UHPLC	2.5	0.5	89.30	5.51	2.21	3081	15	7.5
UPLC	1.0	0.3	42.80	5.08	2.24	2750	7	2.1

巴 柳 氮 钠

Balsalazide Disodium

$C_{17}H_{13}N_3Na_2O_6 \cdot 2H_2O \quad 437.32 \quad [150399-21-6]$

(*E*)-5-[[4-[(2-羧乙基)氨基甲酰基]苯基]偶氮基]水杨酸二钠盐二水合物

一、性状

本品为黄色或橙黄色结晶性粉末；无臭，具引湿性。

本品在水中易溶，在甲醇中溶解，在冰醋酸中微溶，在乙醇或三氯甲烷中几乎不溶。

二、溶液的配制

称取巴柳氮钠对照品适量，加流动相溶解并稀释制成每 1mL 中约含 0.3mg 的溶液，即得。

三、色谱条件

方法	HPLC	UHPLC	UPLC
仪器	ACQUITY Arc Path 1	ACQUITY UPLC H-Class Bio	ACQUITY UPLC H-Class Bio
仪器配置	QSM-R，FTN-R，PDA，柱温箱	QSM，FTN，TUV，柱温箱	QSM，FTN，TUV，柱温箱
色谱柱	XSelect HSS T3 4.6×250mm，5μm	XSelect HSS T3 3.0×150mm，2.5μm	ACQUITY UPLC HSS T3 2.1×100mm，1.8μm
流动相	0.01mol/L 磷酸二氢钾溶液(用 0.1mol/L 氢氧化钾溶液调节 pH 值至 6.8)–甲醇(60:40)		
波长	240nm		
柱温	35℃		

四、分析色谱图

HPLC 谱图：

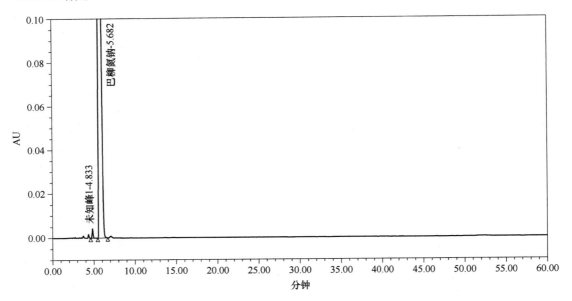

UHPLC 谱图：

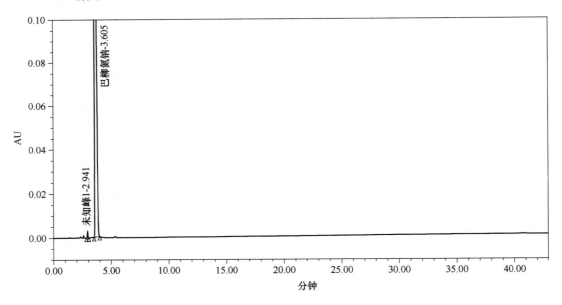

UPLC 谱图：

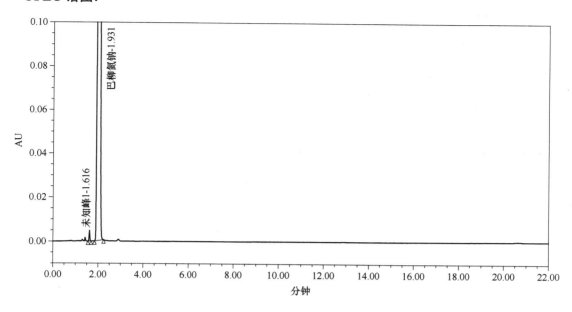

五、结果分析

方法	进样量 （μL）	流速 （mL/min）	峰宽 （s）	巴柳氮钠与相邻杂质峰间的分离度	巴柳氮钠拖尾因子	巴柳氮钠塔板数	运行时长 （min）	溶剂用量 （mL）
HPLC	20	1.0	73.5	2.60	2.37	2012	60	60.0
UHPLC	5	0.5	30.00	3.91	3.55	2940	45	22.5
UPLC	2	0.3	24.05	2.74	3.33	1696	22	6.6

坎地沙坦酯

Candesartan Cilexetil

C$_{33}$H$_{34}$N$_6$O$_6$　610.67　[145040−37−5]

（±）−1−[（环己氧基）羰基氧基]乙基 2−乙氧基−1−[[2′−(1H−四氮唑基−5−基)
联苯−4−基]甲基]−1H−苯并咪唑−7−羧酸酯

一、性状

本品为白色或类白色结晶性粉末。

本品在三氯甲烷中易溶，在无水乙醇中微溶，在水中几乎不溶。

二、溶液的配制

称取坎地沙坦酯对照品约 20mg，置 50mL 量瓶中，加乙腈−水（3:2）溶解并稀释至刻度，摇匀，作为溶液Ⅰ；量取溶液Ⅰ20mL，加 0.1mol/L 盐酸溶液 1.0mL，置 90℃水浴加热 10 分钟后，加 0.1mol/L 氢氧化钠溶液 1.0mL 中和，即得。

三、色谱条件

方法	HPLC	UHPLC	UPLC
仪器	ACQUITY Arc Path 1	ACQUITY Arc Path 2	ACQUITY UPLC H-Class Bio
仪器配置	QSM-R，FTN-R，PDA，柱温箱	QSM-R，FTN-R，PDA，柱温箱	QSM，FTN，TUV，柱温箱
色谱柱	XBridge C18 4.6×250mm，5µm	XBridge BEH C18 3.0×150mm，2.5µm	ACQUITY UPLC BEH C18 2.1×100mm，1.7µm
流动相	以乙腈−冰醋酸−水（57:1:43）为流动相 A，乙腈−冰醋酸−水（90:1:10）为流动相 B，进行梯度洗脱		

梯度洗脱程序	时间(min)	流动相A(%)	流动相B(%)	时间(min)	流动相A(%)	流动相B(%)	时间(min)	流动相A(%)	流动相B(%)
	0	100	0	0	100	0	0	100	0
	3	100	0	1	100	0	0.1	100	0
	33	0	100	13.8	0	100	6.3	0	100
	40	0	100	16.8	0	100	7.7	0	100
	41	100	0	17.2	100	0	7.9	100	0
	50	100	0	21	100	0	10	100	0
波长	254nm								
柱温	35℃								

四、分析色谱图

HPLC 谱图:

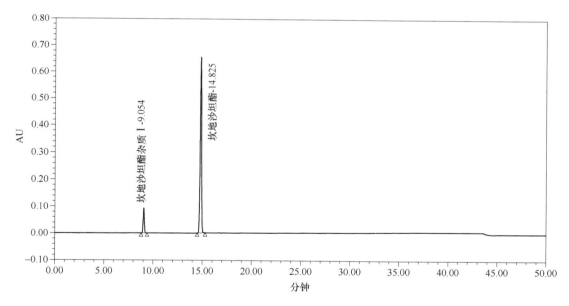

UHPLC 谱图：

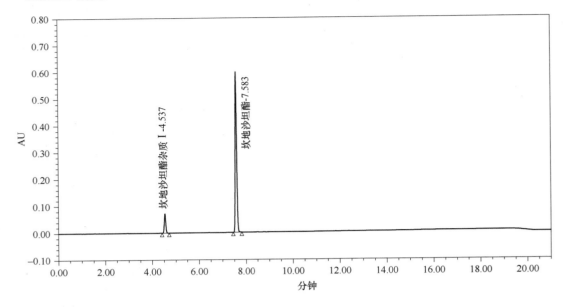

UPLC 谱图：

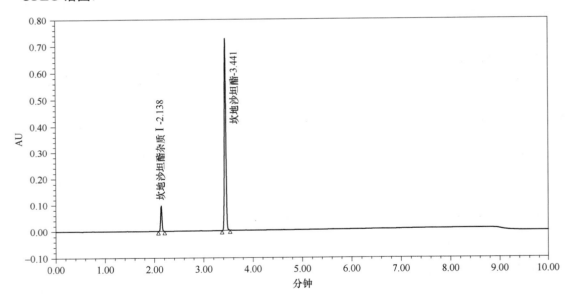

五、结果分析

方法	进样量 （μL）	流速 （mL/min）	峰宽 （s）	坎地沙坦 酯拖尾 因子	坎地沙坦 酯塔板数	运行时长 （min）	溶剂用量 （mL）
HPLC	10	1.0	48.40	1.00	52446	50	50.0
UHPLC	2.5	0.6	21.70	1.08	68084	21	12.6
UPLC	1	0.4	9.65	1.00	59151	10	4.0

杂质信息：

杂质 I

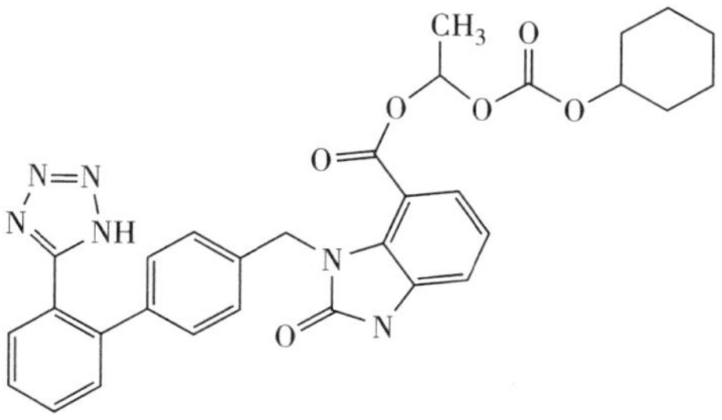

C₃₁H₃₀N₆O₆   582.62

（±）-1-[（环己氧基）羰基氧基]乙基-2-氧代-3-[[2′-（1H-四氮唑-5-基）联苯-4-基]甲基]-2,3-二氢-1H-苯并咪唑-4-羧酸酯

雷贝拉唑钠

Rabeprazole Sodium

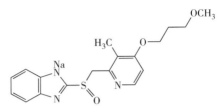

C₁₈H₂₀N₃NaO₃S   381.43   [117976-90-6]

2-[[4-(3-甲氧基丙氧基)-3-甲基-2-吡啶基]甲基亚硫酰基]-1H-苯并咪唑钠盐

一、性状

本品为白色至微黄色的粉末；极具引湿性。

本品在水或甲醇中极易溶解，在乙醇或二氯甲烷中易溶，在乙醚中几乎不溶。

二、溶液的配制

称取雷贝拉唑钠对照品约 10mg，加水 1mL，充分振摇，置 90℃水浴中加热 1 小时，加溶剂[乙腈-0.01mol/L 氢氧化钠溶液(2:3)，以下简称溶剂] 9mL，摇匀，作为系统适用性溶液Ⅰ；另称取雷贝拉唑钠对照品约 10mg，加浓过氧化氢溶液 1mL，摇匀使溶解，放置 1 小时，加上述溶剂 9mL，摇匀，置 60℃水浴中加热 2 小时，作为系统适用性溶液Ⅱ。

三、色谱条件

方法	HPLC	UHPLC	UPLC
仪器	ACQUITY Arc Path 1	ACQUITY Arc Path 2	ACQUITY UPLC H-Class Bio
仪器配置	QSM-R，FTN-R，PDA，柱温箱	QSM-R，FTN-R，PDA，柱温箱	QSM，FTN，TUV，柱温箱
色谱柱	XSelect HSS T3 4.6×250mm，5μm	XSelect HSS T3 3.0×150mm，2.5μm	ACQUITY UPLC HSS T3 2.1×100mm，1.8μm
流动相	0.015mol/L 磷酸氢二钠溶液(用磷酸调节 pH 值至 6.0)-乙腈(60:40)		
波长	290nm		
柱温	30℃		

四、分析色谱图

HPLC 谱图：

1. 系统适用性溶液 I

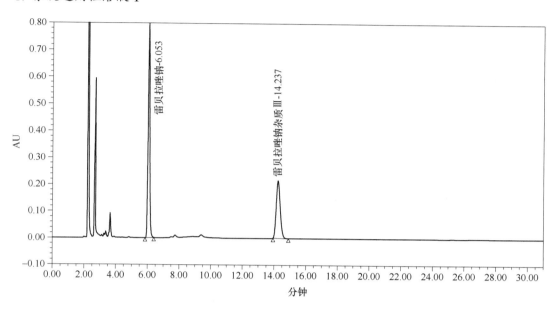

2. 系统适用性溶液 II

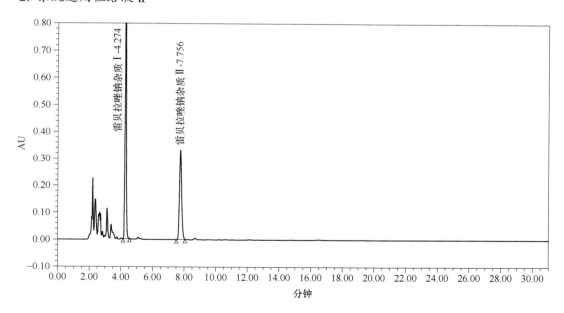

UHPLC 谱图:

1. 系统适用性溶液 I

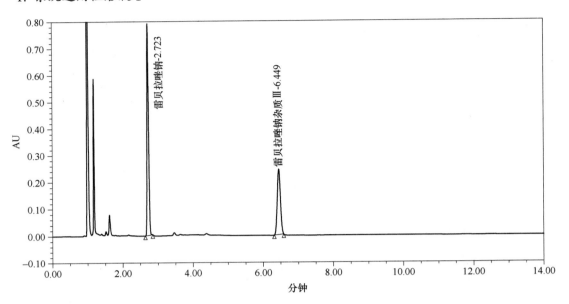

2. 系统适用性溶液 II

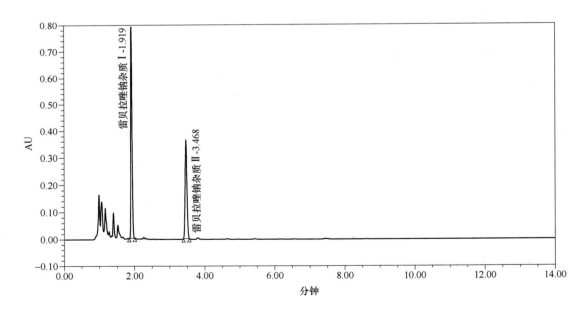

UPLC 谱图：

1. 系统适用性溶液 I

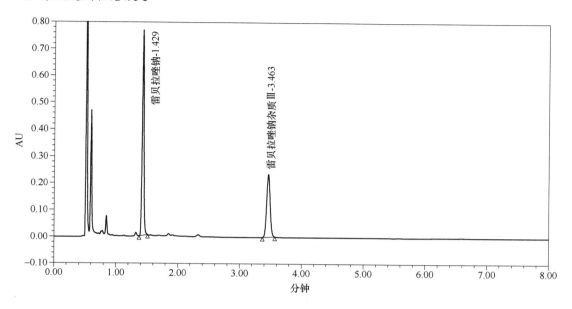

2. 系统适用性溶液 II

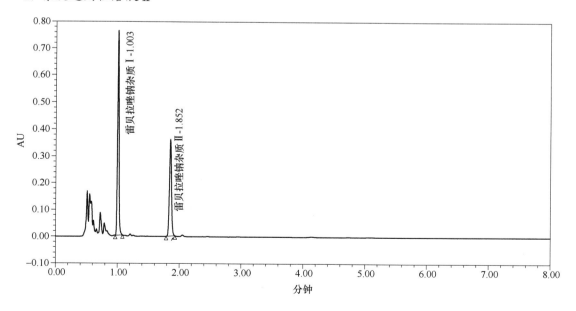

五、结果分析

方法	进样量 (μL)	流速 (mL/min)	峰宽 (s)	杂质Ⅰ 与杂质 Ⅱ峰间 分离度	雷贝拉 唑钠与 杂质Ⅲ 峰间分 离度	雷贝拉 唑钠拖 尾因子	雷贝拉 唑钠塔 板数	运行 时长 (min)	溶剂 用量 (mL)
HPLC	10.0	1.0	32.80	17.85	25.20	1.24	15158	31	31.0
UHPLC	2.5	0.6	12.50	19.26	30.08	1.09	17471	14	8.4
UPLC	1.0	0.4	8.20	16.66	26.68	1.16	12514	8	3.2

杂质信息:

杂质Ⅰ	杂质Ⅱ	杂质Ⅲ
$C_{18}H_{21}N_3O_5S$　391.44	$C_{18}H_{21}N_3O_4S$　375.44	$C_{18}H_{21}N_3O_2S$　343.44
2-[[4-(3-甲氧基丙氧基)-3-甲基-N-氧化-2-吡啶基]甲基磺酰基]-1H-苯并咪唑	2-[[4-(3-甲氧基丙氧基)-3-甲基-2-吡啶基]甲基磺酰基]-1H-苯并咪唑	2-[[4-(3-甲氧基丙氧基)-3-甲基-2-吡啶基]甲硫基]-1H-苯并咪唑

苯甲酸雌二醇

Estradiol Benzoate

C$_{25}$H$_{28}$O$_3$　376.50　[50-50-0]

3-羟基雌甾-1,3,5(10)-三烯-17β-醇-3-苯甲酸酯

一、性状

本品为白色结晶性粉末；无臭。

本品在丙酮中略溶，在乙醇或植物油中微溶，在水中不溶。

二、溶液的配制

称取苯甲酸雌二醇对照品适量，加乙腈溶解并稀释制成每 1mL 中约含 2mg 的溶液，即得。

三、色谱条件

方法	HPLC			UPLC		
仪器	ACQUITY Arc Path 1			ACQUITY UPLC H-Class Bio		
仪器配置	QSM，FTN，TUV，柱温箱			QSM，FTN，TUV，柱温箱		
色谱柱	CORTECS C18 3.0×150mm，2.7μm			CORTECS UPLC C18 2.1×100mm，1.6μm		
流动相	以水为流动相 A，乙腈为流动相 B，进行梯度洗脱					
梯度洗脱程序	时间（min）	流动相 A（%）	流动相 B（%）	时间（min）	流动相 A（%）	流动相 B（%）
	0	42	58	0	42	58
	10.6	42	58	5	42	58
	14.9	4	96	7.1	4	96
	23.4	4	96	11.3	4	96
	25.5	42	58	12.3	42	58
	31	42	58	15	42	58
波长	230nm					
柱温	35℃					

四、分析色谱图

HPLC 谱图：

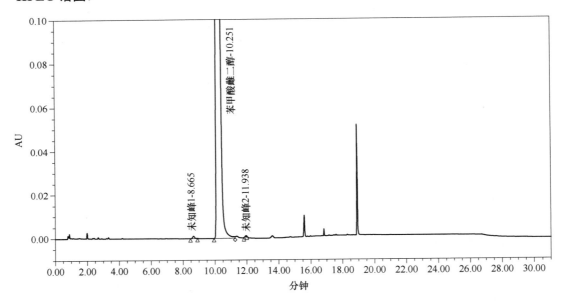

UPLC 谱图：

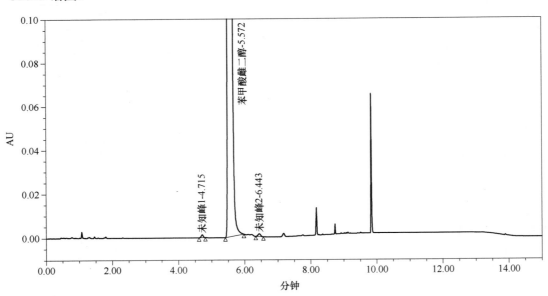

五、结果分析

方法	进样量 （μL）	流速 （mL/min）	峰宽 （s）	苯甲酸雌二醇与相邻杂质峰间的分离度		苯甲酸雌二醇拖尾因子	苯甲酸雌二醇塔板数	运行时长 （min）	溶剂用量 （mL）
				未知峰1	未知峰2				
HPLC	2.5	0.6	70.30	6.93	6.45	1.10	27961	31	18.6
UPLC	1	0.4	34.00	6.97	6.21	1.07	28291	15	6

奥 沙 利 铂

Oxaliplatin

C₈H₁₄N₂O₄Pt   397.29   [61825-94-3]

(1R-反式)-(1,2-环己二胺-N,N')[草酸(2-)-O,O']合铂

一、性状

本品为白色或类白色结晶性粉末；无臭。

本品在水中微溶，在甲醇中极微溶解，在乙醇中几乎不溶。

二、溶液的配制

称取奥沙利铂对照品约 10mg，加过氧化氢试液 2mL 使溶解，用水稀释至 10mL，摇匀，即得。

三、色谱条件

方法	HPLC	UHPLC	UPLC
仪器	ACQUITY Arc Path 1	ACQUITY Arc Path 2	ACQUITY UPLC H-Class Bio
仪器配置	QSM-R，FTN-R，PDA，柱温箱	QSM-R，FTN-R，PDA，柱温箱	QSM，FTN，TUV，柱温箱
色谱柱	XSelect HSS T3 4.6×250mm，5μm	XSelect HSS T3 3.0×150mm，2.5μm	ACQUITY UPLC HSS T3 2.1×100mm，1.8μm
流动相	磷酸溶液(取 10%磷酸溶液 0.6mL，用水稀释至 1000mL，用氢氧化钠溶液调节 pH 值至 3.0)-乙腈(99:1)		
波长	210nm		
柱温	35℃		

四、分析色谱图

HPLC 谱图：

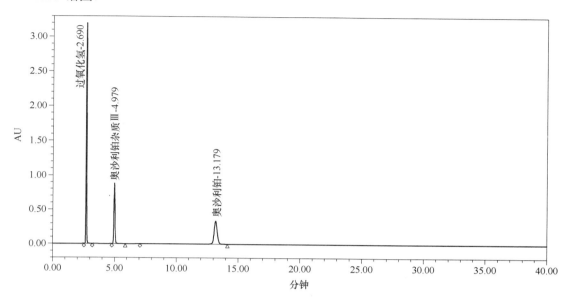

UHPLC 谱图：

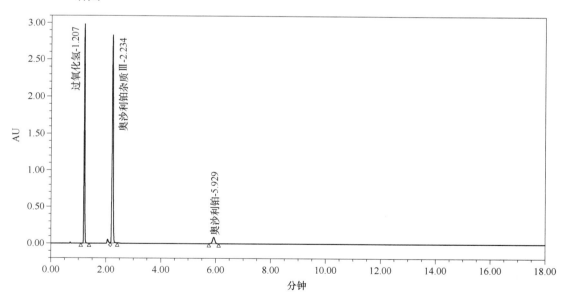

UPLC 谱图：

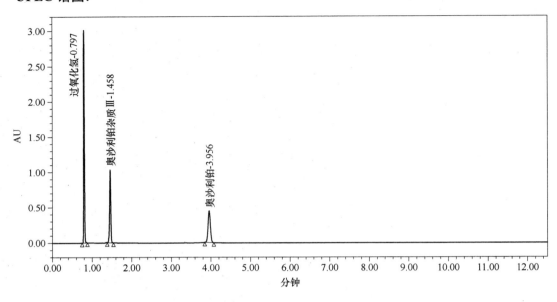

五、结果分析

方法	进样量 （μL）	流速 （mL/min）	峰宽 （s）	奥沙利铂 与杂质Ⅲ 峰间的 分离度	奥沙利铂 拖尾因子	奥沙利铂 塔板数	运行时长 （min）	溶剂用量 （mL）
HPLC	10	1.0	99.60	27.04	1.11	13747	40	40.0
UHPLC	2.5	0.5	21.30	30.97	1.01	23242	18	9.0
UPLC	1	0.3	13.70	31.67	1.04	21560	12	3.6

备注：测试溶液为双氧水破坏溶液，临用现配，各峰的峰面积会有区别。

杂质信息：

杂质Ⅲ（双氢基奥沙利铂）

$C_8H_{16}N_4O_6Pt$　459.32

（1R–反式）–（1,2–环己二胺–N, N'）［草酸（2–）O,O'］二羟基合铂

氟 哌 啶 醇

Haloperidol

C₂₁H₂₃ClFNO₂　375.87　[52-86-8]

1-(4-氟苯基)-4-[4-(4-氯苯基)-4-羟基-1-哌啶基]-1-丁酮

一、性状

本品为白色或类白色的结晶性粉末；无臭。

本品在三氯甲烷中溶解，在乙醇中略溶，在乙醚中微溶，在水中几乎不溶。

二、溶液的配制

称取氟哌啶醇对照品适量，加流动相溶解并稀释制成每 1mL 中约含 1mg 的溶液，即得。

三、色谱条件

方法	HPLC	UHPLC	UPLC
仪器	ACQUITY Arc Path 1	ACQUITY UPLC H-Class Bio	ACQUITY UPLC H-Class Bio
仪器配置	QSM-R，FTN-R，PDA，柱温箱	QSM，FTN，TUV，柱温箱	QSM，FTN，TUV，柱温箱
色谱柱	XBridge Shield RP18 4.6×250mm，5μm	XBridge Shield RP18 3.0×150mm，2.5μm	ACQUITY UPLC BEH Shield RP18 2.1×100mm，1.7μm
流动相	甲醇-0.05mol/L 磷酸二氢钾溶液(50:50)(用磷酸调节 pH 值至 4.0)		
波长	220nm		
柱温	35℃		

四、分析色谱图

HPLC 谱图：

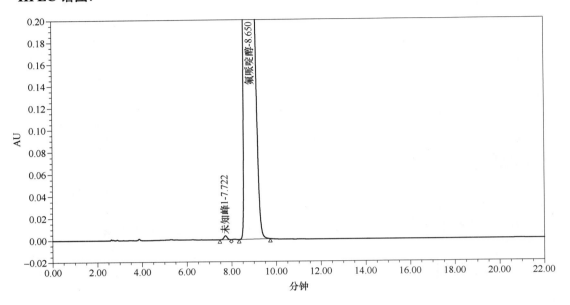

UHPLC 谱图：

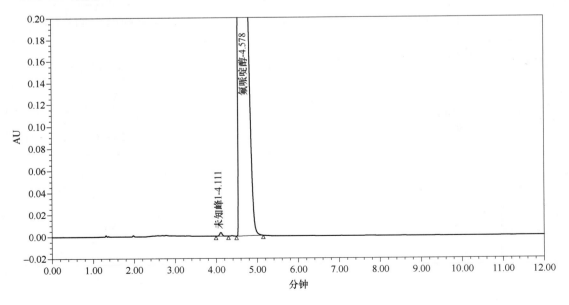

UPLC 谱图：

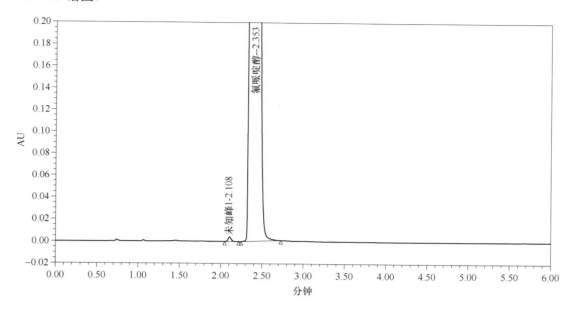

五、结果分析

方法	进样量 （μL）	流速 （mL/min）	峰宽 （s）	氟哌啶醇 与相邻杂 质峰间的 分离度	氟哌啶醇 拖尾因子	氟哌啶醇 塔板数	运行时长 （min）	溶剂用量 （mL）
HPLC	15	1.0	84.10	2.37	3.36	3808	22	22.0
UHPLC	3.8	0.5	39.30	2.55	4.23	4207	12	6.0
UPLC	1.3	0.3	28.95	2.32	2.80	3600	6	1.8

氟罗沙星
Fleroxacin

C$_{17}$H$_{18}$F$_3$N$_3$O$_3$ 369.34   ［79660-72-3］

6,8-二氟-1-(2-氟乙基)-1,4-二氢-7-(4-甲基-1-哌嗪基)-4-氧代-3-喹啉羧酸

一、性状

本品为白色至微黄色结晶性粉末；无臭。

本品在二氯甲烷中微溶，在甲醇中极微溶解，在水中极微溶解或几乎不溶，在乙酸乙酯中几乎不溶；在冰醋酸中易溶，在氢氧化钠试液中略溶。

二、溶液的配制

称取氟罗沙星对照品约 10mg，加氢氧化钠试液 1mL 使溶解，置 60℃水浴中加热 60 分钟后，放冷，用流动相稀释制成每 1mL 中约含 0.4mg 的溶液；称取培氟沙星对照品适量，加流动相溶解并稀释制成每 1mL 中约含 2.5μg 的溶液，量取上述两种溶液等体积混合，即得。

三、色谱条件

方法	HPLC	UHPLC	UPLC
仪器	ACQUITY Arc Path 1	ACQUITY UPLC H-Class Bio	ACQUITY UPLC H-Class Bio
仪器配置	QSM-R，FTN-R，PDA，柱温箱	QSM，FTN，TUV，柱温箱	QSM，FTN，TUV，柱温箱
色谱柱	XBridge C18 4.6×250mm，5μm	XBridge C18 3.0×150mm，2.5μm	ACQUITY UPLC BEH C18 2.1×100mm，1.7μm
流动相	三乙胺磷酸溶液(取三乙胺 5mL 和磷酸 7mL，加水至 1000mL)-乙腈(87:13)		
波长	286nm		
柱温	30℃		

四、分析色谱图

HPLC 谱图:

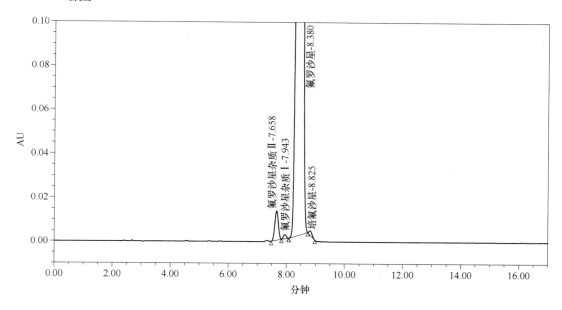

UHPLC 谱图:

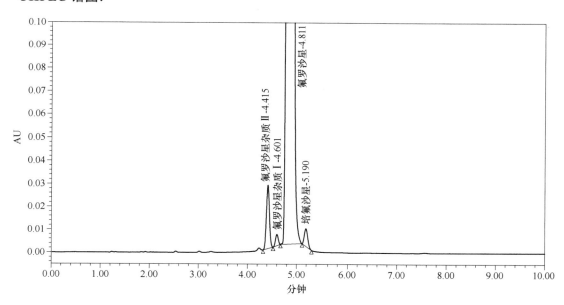

UPLC 谱图：

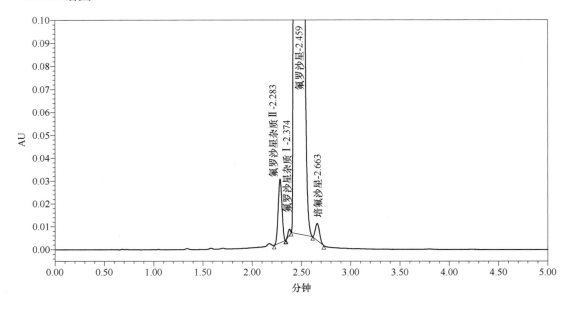

五、结果分析

方法	进样量 (μL)	流速 (mL/min)	峰宽 (s)	氟罗沙星与杂质 I 峰间的分离度	杂质 II 与杂质 I 峰间的分离度	氟罗沙星与培氟沙星峰间的分离度	氟罗沙星拖尾因子	氟罗沙星塔板数	运行时长 (min)	溶剂用量 (mL)
HPLC	20	1.0	38.90	1.87	1.34	1.83	1.25	15149	17	17
UHPLC	5	0.5	26.20	1.58	1.71	2.59	1.67	14544	10	5.0
UPLC	2.5	0.3	13.00	1.15	1.50	2.26	1.41	10037	5	1.5

备注：HPLC 分离效果不佳。

替 硝 唑

Tinidazole

C$_8$H$_{13}$N$_3$O$_4$S   247.28   [19387-91-8]

2-甲基-1-[2-(乙基磺酰基)乙基]-5-硝基-1H-咪唑

一、性状

本品为白色至淡黄色结晶或结晶性粉末。

本品在丙酮或三氯甲烷中溶解，在水或乙醇中微溶。

二、溶液的配制

称取替硝唑对照品适量，加流动相溶解并稀释制成每 1mL 中约含 1mg 的溶液，即得。

三、色谱条件

方法	HPLC	UHPLC	UPLC
仪器	ACQUITY Arc Path 1	ACQUITY UPLC H-Class Bio	ACQUITY UPLC H-Class Bio
仪器配置	QSM-R，FTN-R，PDA，柱温箱	QSM，FTN，TUV，柱温箱	QSM，FTN，TUV，柱温箱
色谱柱	XSelect HSS T3 4.6×250mm，5μm	XSelect HSS T3 3.0×150mm，2.5μm	ACQUITY UPLC HSS T3 2.1×100mm，1.8μm
流动相	0.05mol/L 磷酸二氢钾溶液(用磷酸调节 pH 值至 3.5)-甲醇(80:20)		
波长	310nm		
柱温	35℃		

四、分析色谱图

HPLC 谱图：

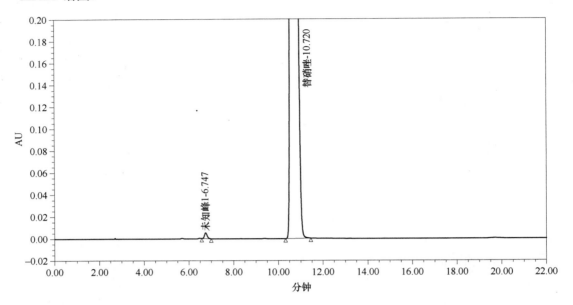

UHPLC 谱图：

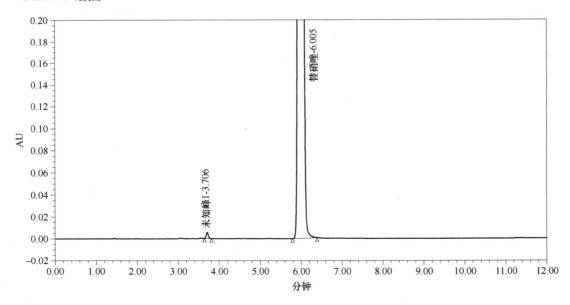

UPLC 谱图：

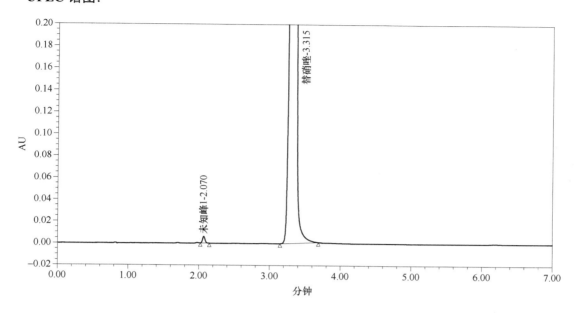

五、结果分析

方法	进样量（μL）	流速（mL/min）	峰宽（s）	替硝唑与相邻杂质峰间的分离度	替硝唑拖尾因子	替硝唑塔板数	运行时长（min）	溶剂用量（mL）
HPLC	20	1.0	67.50	13.78	1.10	14644	22	22.0
UHPLC	5	0.5	36.20	17.68	0.94	24027	12.5	6.25
UPLC	2.5	0.3	32.45	14.09	0.98	17050	7	2.1

特 非 那 定

Terfenadine

C$_{32}$H$_{41}$NO$_2$　471.68　[50679-08-8]

α-(4-叔丁基苯基)-4-(羟基二苯甲基)-1-哌啶丁醇

一、性状

本品为白色结晶性粉末；无臭。

本品在三氯甲烷中易溶，在丙酮中溶解，在甲醇或乙醇中略溶，在水中几乎不溶。

二、溶液的配制

称取特非那定对照品适量，加流动相溶解并稀释制成每 1mL 中约含 0.6mg 的溶液，即得。

三、色谱条件

方法	HPLC	UHPLC	UPLC
仪器	ACQUITY Arc Path 1	ACQUITY Arc Path 2	ACQUITY UPLC H-Class Bio
仪器配置	QSM-R，FTN-R，PDA，柱温箱	QSM-R，FTN-R，PDA，柱温箱	QSM，FTN，TUV，柱温箱
色谱柱	XBridge C18 4.6×250mm，5μm	XBridge BEH C18 3.0×150mm，2.5μm	ACQUITY UPLC BEH C18 2.1×100mm，1.7μm
流动相	磷酸缓冲液(取磷酸 3.5mL，加水 450mL，混匀，加三乙胺 11mL，混匀， 用三乙胺或磷酸调节 pH 值至 7.0，用水稀释至 500mL，混匀)-甲醇(20:80)		
波长	235nm		
柱温	35℃		

四、分析色谱图

HPLC 谱图：

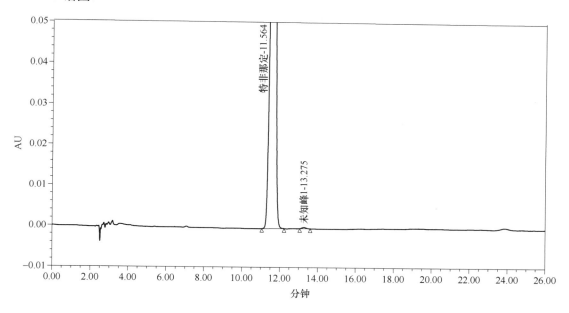

UHPLC 谱图：

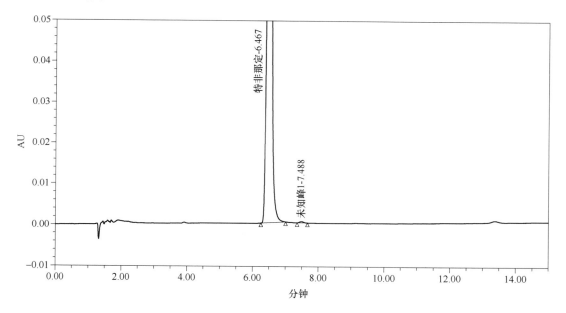

UPLC 谱图：

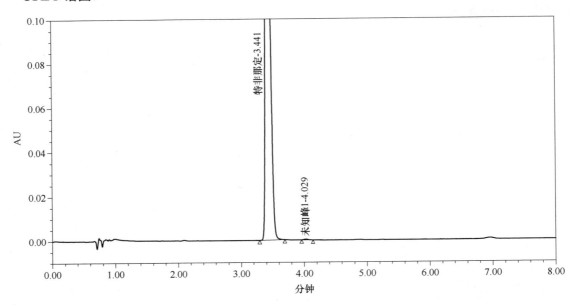

五、结果分析

方法	进样量 （μL）	流速 （mL/min）	峰宽 （s）	未知峰 1 与特非那 定间的分 离度	特非那定 拖尾因子	特非那定 塔板数	运行时长 （min）	溶剂用量 （mL）
HPLC	20	1.0	70.10	4.02	1.08	11878	26	26
UHPLC	5	0.5	45.10	4.56	1.26	13604	15	7.5
UPLC	2	0.3	23.95	4.68	1.10	12046	8	2.4

磺 胺 嘧 啶

Sulfadiazine

C$_{10}$H$_{10}$N$_4$O$_2$S 250.28 [68-35-9]

N-2-嘧啶基-4-氨基苯磺酰胺

一、性状

本品为白色或类白色的结晶或粉末；无臭；遇光色渐变暗。

本品在乙醇或丙酮中微溶，在水中几乎不溶；在氢氧化钠试液或氨试液中易溶，在稀盐酸中溶解。

二、溶液的配制

称取磺胺嘧啶对照品约 0.1g，置 100mL 量瓶中，加 0.1mol/L 氢氧化钠溶液 10mL，振摇使磺胺嘧啶溶解，用流动相稀释至刻度，摇匀，量取 5mL，置 50mL 量瓶中，用流动相稀释至刻度，摇匀，即得。

三、色谱条件

方法	HPLC	UHPLC	UPLC
仪器	ACQUITY Arc Path 1	ACQUITY Arc Path 2	ACQUITY UPLC H-Class Bio
仪器配置	QSM-R，FTN-R，PDA，柱温箱	QSM-R，FTN-R，PDA，柱温箱	QSM，FTN，TUV，柱温箱
色谱柱	XSelect HSS T3 4.6×250mm，5μm	XSelect HSS T3 3.0×150mm，2.5μm	ACQUITY UPLC HSS T3 2.1×100mm，1.8μm
流动相	乙腈-0.3％醋酸铵溶液 (20:80)		
波长	260nm		
柱温	35℃		

四、分析色谱图

HPLC 谱图：

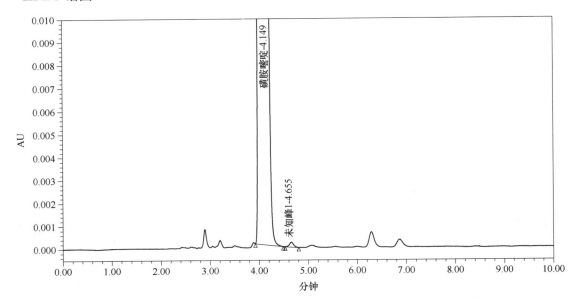

UHPLC 谱图：

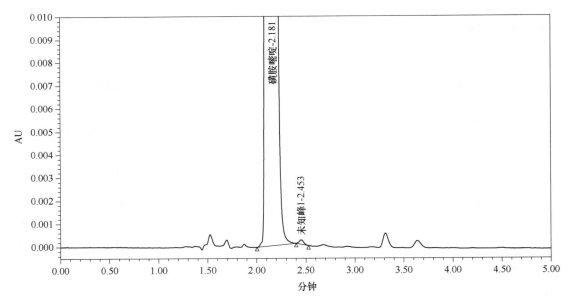

UPLC 谱图:

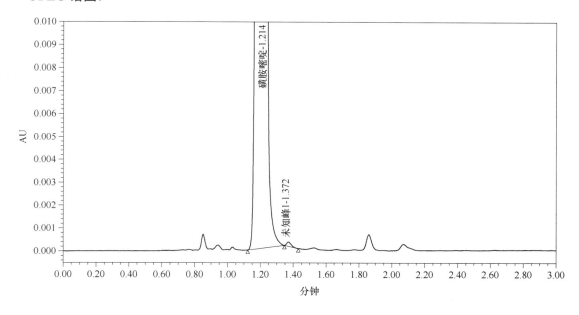

五、结果分析

方法	进样量 (μL)	流速 (mL/min)	峰宽 (s)	磺胺嘧啶 与未知峰 1峰分 离度	磺胺嘧啶 拖尾因子	磺胺嘧啶 塔板数	运行时长 (min)	溶剂用量 (mL)
HPLC	10	1.0	34.00	3.31	0.72	9482	10	10.0
UHPLC	2.5	0.5	23.90	2.98	0.73	6721	5	2.5
UPLC	1.0	0.3	13.45	2.86	0.75	6518	3	0.9

卡 维 地 洛
Carvedilol

$C_{24}H_{26}N_2O_4$ 406.48   [72956-09-3]

(±)-1-(9H-4-咔唑基氧基)-3-[2-(2-甲氧基苯氧基)乙氨基]-2-丙醇

一、性状

本品为白色或类白色结晶性粉末；无臭。

本品在三氯甲烷中溶解，在甲醇或乙酸乙酯中略溶，在水中不溶；在冰醋酸中易溶。

二、溶液的配制

称取卡维地洛对照品约 12.5mg，置锥形瓶中，加 5mol/L 盐酸溶液 5mL，置 95℃ 水浴中加热 3 小时，放冷，加 5mol/L 氢氧化钠溶液 5mL、流动相 15mL，超声 10 分钟，摇匀，即得。

三、色谱条件

方法	HPLC	UHPLC	UPLC
仪器	ACQUITY Arc Path 1	ACQUITY Arc Path 2	ACQUITY UPLC H-Class Bio
仪器配置	QSM-R，FTN-R，UV/Vis，柱温箱	QSM-R，FTN-R，UV/Vis，柱温箱	QSM，FTN，TUV，柱温箱
色谱柱	XSelect HSS T3 4.6×250mm，5μm	XSelect HSS T3 3.0×150mm，2.5μm	ACQUITY UPLC HSS T3 2.1×100mm，1.8μm
流动相	0.02mol/L 磷酸二氢钾溶液(用磷酸调节 pH 值至 3.5)-乙腈(65:35)		
波长	241nm		
柱温	35℃		

四、分析色谱图

HPLC 谱图：

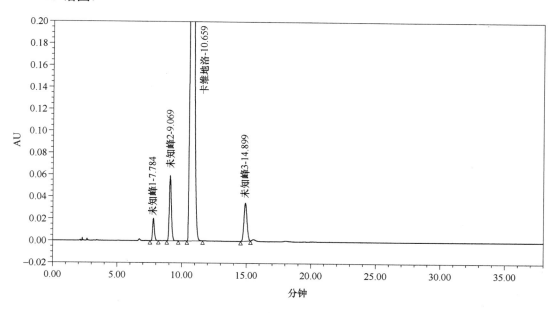

UHPLC 谱图：

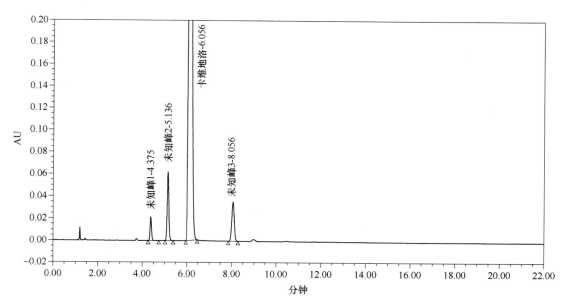

UPLC 谱图：

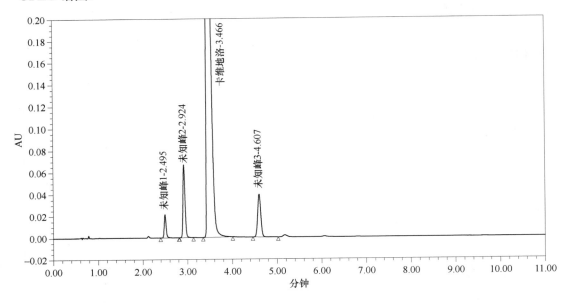

五、结果分析

方法	进样量 （μL）	流速 （mL/min）	峰宽 （s）	卡维地洛 与其后最 大降解物 峰间的 分离度	卡维地洛 拖尾因子	卡维地洛 塔板数	运行时长 （min）	溶剂用量 （mL）
HPLC	10	1.0	73.00	9.31	1.83	6974	37.5	37.5
UHPLC	2.5	0.5	31.00	8.93	2.29	8659	21.5	10.75
UPLC	1	0.3	39.75	8.15	2.09	7460	12.5	3.75

泛 昔 洛 韦

Famciclovir

C$_{14}$H$_{19}$N$_5$O$_4$ 321.34   [104227-87-4]

2-[2-[9-(2-氨基-9H-嘌呤基)]乙基]-1,3-丙二醇二乙酸酯

一、性状

本品为白色或类白色结晶性粉末；无臭。

本品在水、甲醇、乙醇或二氯甲烷中易溶，在乙酸乙酯中略溶，在乙醚中几乎不溶。

二、溶液的配制

称取泛昔洛韦对照品适量，加流动相溶解并稀释制成每 1mL 约含 0.2mg 的溶液，即得。

三、色谱条件

方法	HPLC	UHPLC	UPLC
仪器	ACQUITY Arc Path 1	ACQUITY Arc Path 2	ACQUITY UPLC H-Class Bio
仪器配置	QSM-R，FTN-R，PDA，柱温箱	QSM-R，FTN-R，PDA，柱温箱	QSM，FTN，TUV，柱温箱
色谱柱	XSelect HSS T3 4.6×250mm，5μm	XSelect HSS T3 3.0×150mm，2.5μm	ACQUITY UPLC HSS T3 2.1×100mm，1.8μm
流动相	乙腈-0.02mol/L 磷酸二氢钾溶液(20:80)		
波长	221nm		
柱温	35℃		

四、分析色谱图

HPLC 谱图：

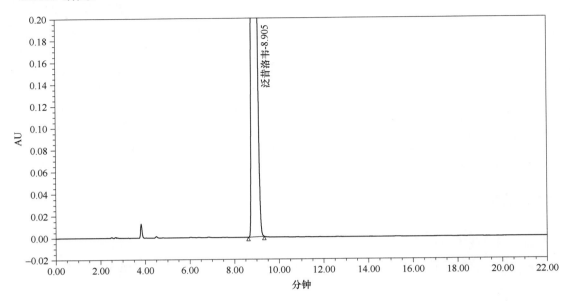

UHPLC 谱图：

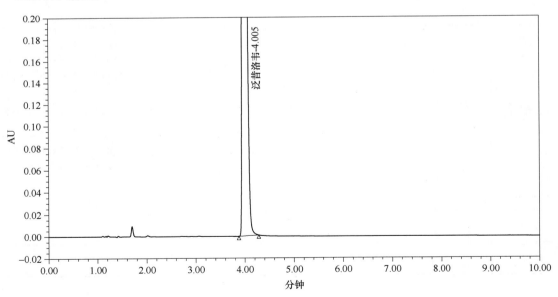

UPLC 谱图：

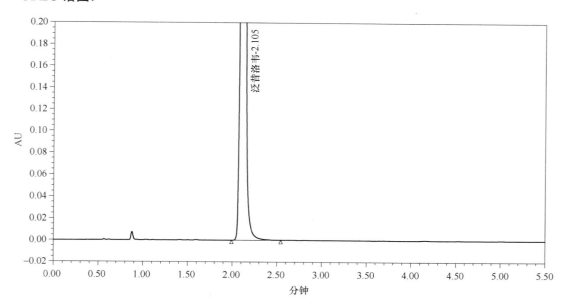

五、结果分析

方法	进样量 （μL）	流速 （mL/min）	峰宽 （s）	泛昔洛韦 拖尾因子	泛昔洛韦 塔板数	运行时长 （min）	溶剂用量 （mL）
HPLC	20	1.0	42.60	1.24	16586	22.5	22.5
UHPLC	5	0.6	24.20	1.17	18415	10	6.0
UPLC	2	0.4	33.15	1.18	13815	5.5	2.2

奥 美 拉 唑
Omeprazole

$C_{17}H_{19}N_3O_3S$ 345.42   [73590-58-6]

5-甲氧基-2-[[(4-甲氧基-3,5-二甲基-2-吡啶基)甲基]亚硫酰基]-1H-苯并咪唑

一、性状

本品为白色或类白色结晶性粉末；无臭；遇光易变色。

本品在二氯甲烷中易溶，在甲醇或乙醇中略溶，在丙酮中微溶，在水中不溶；在 0.1mol/L 氢氧化钠溶液中溶解。

二、溶液的配制

分别称取奥美拉唑对照品、杂质 I 对照品与杂质 C 对照品各约 1mg，加流动相溶解并稀释至 10mL，制成混合溶液，摇匀，即得。

三、色谱条件

方法	HPLC	UHPLC	UPLC
仪器	ACQUITY Arc Path 1	ACQUITY UPLC H-Class Bio	ACQUITY UPLC H-Class Bio
仪器配置	QSM-R，FTN-R，UV/Vis，柱温箱	QSM，FTN，TUV，柱温箱	QSM，FTN，TUV，柱温箱
色谱柱	XBridge C8 4.6×250mm，5μm	XBridge C8 3.0×150mm，2.5μm	ACQUITY UPLC BEH C8 2.1×100mm，1.7μm
流动相	0.01mol/L 磷酸氢二钠溶液(用磷酸调节 pH 值至 7.6)-乙腈(75:25)		
波长	280nm		
柱温	35℃		

四、分析色谱图

HPLC 谱图：

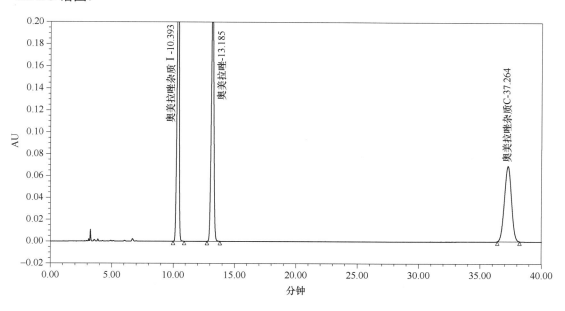

UHPLC 谱图：

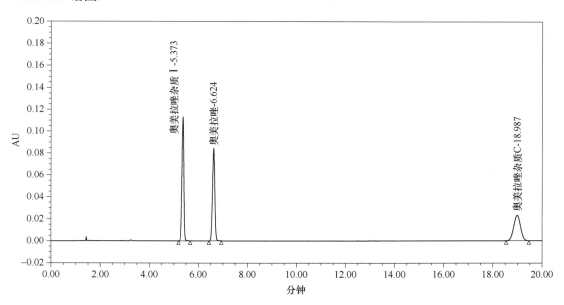

UPLC 谱图：

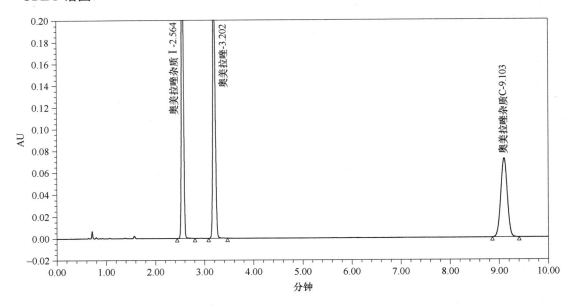

五、结果分析

方法	进样量 （µL）	流速 （mL/min）	峰宽 （s）	奥美拉唑 与杂质Ⅰ 峰分离度	奥美拉唑 拖尾因子	奥美拉唑 塔板数	运行时长 （min）	溶剂用量 （mL）
HPLC	20	1.0	63.10	8.23	1.01	19760	40	40.0
UHPLC	2	0.6	29.9	7.80	1.01	22618	20	12.0
UPLC	2	0.4	23.00	7.96	1.01	21580	10	4.0

杂质信息：

杂质Ⅰ

$C_{17}H_{19}N_3O_4S$ 361.42

5−甲氧基−2−[[(4−甲氧基−3,5−二甲基−2−吡啶基)甲基]磺酰基]−1*H*−苯并咪唑

氢化可的松

Hydrocortisone

C$_{21}$H$_{30}$O$_5$ 362.47   [50-23-7]

11β,17α,21-三羟基孕甾-4-烯-3,20-二酮

一、性状

本品为白色或类白色的结晶性粉末；无臭；遇光渐变质。

本品在乙醇或丙酮中略溶，在三氯甲烷中微溶，在乙醚中几乎不溶，在水中不溶。

二、溶液的配制

分别称取氢化可的松对照品和泼尼松龙对照品适量，加甲醇溶解并稀释制成每 1mL 中各约含 5μg 的混合溶液，即得。

三、色谱条件

方法	HPLC	UHPLC	UPLC
仪器	ACQUITY Arc Path 1	ACQUITY Arc Path 2	ACQUITY UPLC H-Class Bio
仪器配置	QSM-R，FTN-R，PDA，柱温箱	QSM-R，FTN-R，PDA，柱温箱	QSM，FTN，TUV，柱温箱
色谱柱	XSelect HSS T3 4.6×250mm，5μm	XSelect HSS T3 3.0×150mm，2.5μm	ACQUITY UPLC HSS T3 2.1×100mm，1.8μm
流动相	乙腈-水 (28:72)		
波长	245nm		
柱温	35℃		

四、分析色谱图

HPLC 谱图：

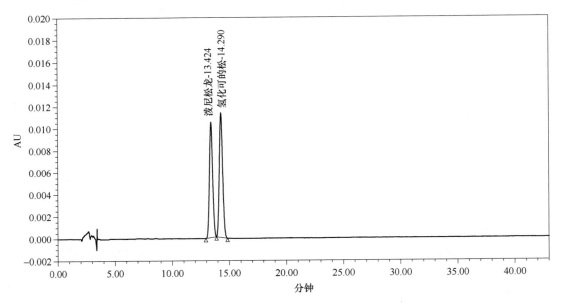

UHPLC 谱图：

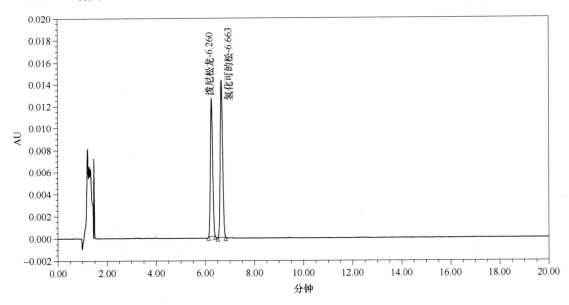

UPLC 谱图：

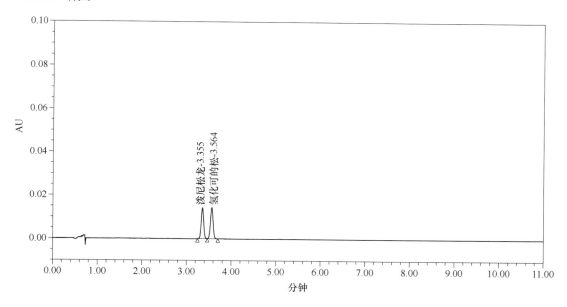

五、结果分析

方法	进样量 （μL）	流速 （mL/min）	峰宽 （s）	氢化可的松与泼尼松龙峰间的分离度	氢化可的松拖尾因子	氢化可的松塔板数	运行时长 （min）	溶剂用量 （mL）
HPLC	20	1.0	58.30	1.65	1.06	10875	43	43.0
UHPLC	5	0.6	22.70	2.30	1.06	21790	20	12.0
UPLC	2	0.4	14.10	2.02	1.04	17759	11	4.4

苯 溴 马 隆

Benzbomarone

C$_7$H$_{12}$Br$_2$O$_3$　424.08　[3562-84-3]

(3,5-二溴-4-羟基苯基)-(2-乙基-3-苯并呋喃基)甲酮

一、性状

本品为白色至微黄色结晶性粉末；无臭。

本品在二甲基甲酰胺中极易溶解，在三氯甲烷或丙酮中易溶，在乙醚中溶解，在乙醇中略溶，在水中几乎不溶。

二、溶液的配制

称取苯溴马隆对照品约 50mg，加甲醇 15mL，超声 20 分钟使溶解，放冷，用流动相稀释制成每 1mL 中约含 2.5mg 的溶液，即得。

三、色谱条件

方法	HPLC	UHPLC	UPLC
仪器	ACQUITY Arc Path 1	ACQUITY UPLC H-Class Bio	ACQUITY UPLC H-Class Bio
仪器配置	QSM-R，FTN-R，PDA，柱温箱	QSM，FTN，TUV，柱温箱	QSM，FTN，TUV，柱温箱
色谱柱	XSelect HSS T3 4.6×250mm，5μm	XSelect HSS T3 3.0×150mm，2.5μm	ACQUITY UPLC HSS T3 2.1×100mm，1.8μm
流动相	甲醇-乙腈-水-冰醋酸　（990:25:300:5）		
波长	231nm		
柱温	35℃		

四、分析色谱图

HPLC 谱图：

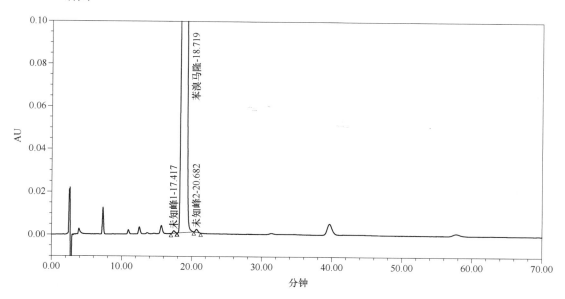

UHPLC 谱图：

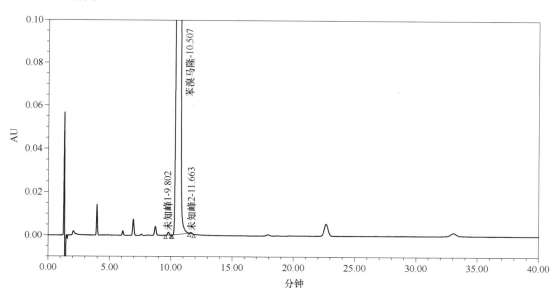

UPLC 谱图：

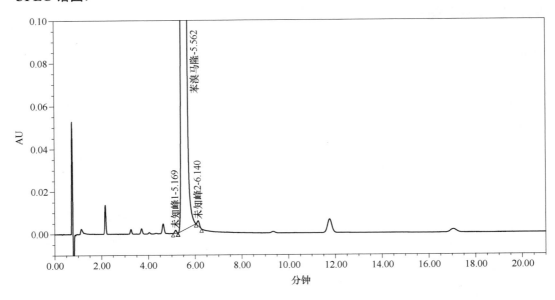

五、结果分析

方法	进样量 （μL）	流速 （mL/min）	峰宽 （s）	苯溴马隆 与未知峰 1峰间的 分离度	苯溴马隆 与未知峰 2峰间的 分离度	苯溴马隆 拖尾因子	苯溴马隆 塔板数	运行时长 （min）	溶剂用量 （mL）
HPLC	20	1.0	143.10	1.81	2.53	1.15	18580	70	70.0
UHPLC	5	0.5	83.95	1.93	3.05	1.31	14670	40	20.0
UPLC	2	0.3	45.85	1.78	2.47	1.01	10783	21	6.3

利 血 平

Reserpine

$C_{33}H_{40}N_2O_9$ 608.69   [50–55–5]

18β–(3,4,5–三甲氧基苯甲酰氧基)–11,17α–二甲氧基–3β,20α–育亨烷–16β–甲酸甲酯

一、性状

本品为白色至淡黄褐色的结晶或结晶性粉末；无臭，遇光色渐变深。

本品在三氯甲烷中易溶，在丙酮中微溶，在水、甲醇、乙醇或乙醚中几乎不溶。

二、溶液的配制

称取利血平对照品约 2mg，加冰醋酸 0.2mL 溶解，加甲醇稀释至 20mL，摇匀，即得。

三、色谱条件

方法	HPLC	UHPLC	UPLC
仪器	ACQUITY Arc Path 1	ACQUITY UPLC H-Class Bio	ACQUITY UPLC H-Class Bio
仪器配置	QSM-R，FTN-R，PDA，柱温箱	QSM，FTN，TUV，柱温箱	QSM，FTN，TUV，柱温箱
色谱柱	XBridge C18 4.6×250mm，5μm	XBridge BEH C18 3.0×150mm，2.5μm	ACQUITY UPLC BEH C18 2.1×100mm，1.7μm
流动相	乙腈–1%乙酸铵溶液(46:54)		
波长	268nm		
柱温	35℃		

四、分析色谱图

HPLC 谱图：

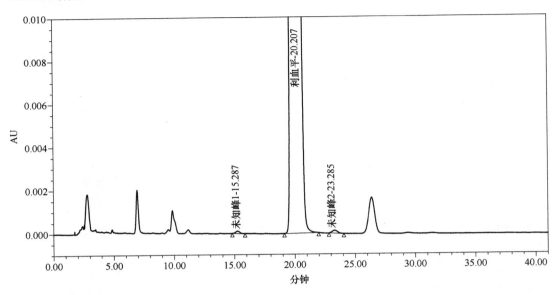

UHPLC 谱图：

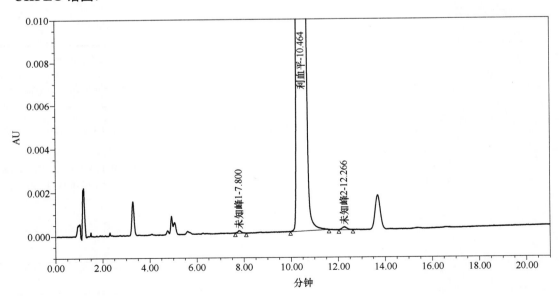

UPLC 谱图：

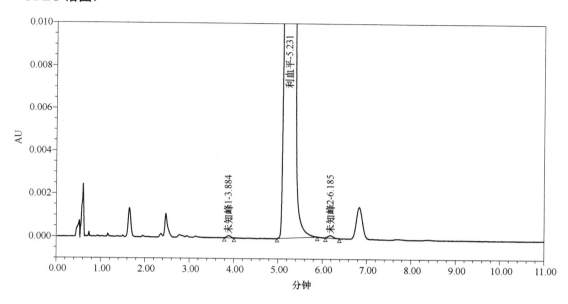

五、结果分析

方法	进样量 (μL)	流速 (mL/min)	峰宽 (s)	利血平与相邻杂质峰峰间的分离度		利血平拖尾因子	利血平塔板数	运行时长 (min)	溶剂用量 (mL)
				未知峰 1	未知峰 2				
HPLC	10	1.0	170.50	7.20	3.92	0.95	11368	41	41
UHPLC	2.5	0.6	98.05	9.38	5.19	1.02	17052	21	12.6
UPLC	1	0.4	54.30	7.22	4.46	1.09	10822	11	4.4

盐酸阿米替林

Amitriptyline Hydrochloride

$C_{20}H_{23}N_1 \cdot HCl$ 313.87   [549-18-8]

N, N-二甲基-3-[10,11-二氢-5H-二苯并[a,d]环庚三烯-5-亚基]-1-丙胺盐酸盐

一、性状

本品为无色结晶或白色、类白色粉末；无臭或几乎无臭。

本品在水、甲醇、乙醇或三氯甲烷中易溶，在乙醚中几乎不溶。

二、溶液的配制

称取盐酸阿米替林对照品适量，加流动相溶解并稀释制成每 1mL 中约含 0.2mg 的溶液，即得。

三、色谱条件

方法	HPLC	UHPLC	UPLC
仪器	ACQUITY Arc Path 1	ACQUITY UPLC H-Class Bio	ACQUITY UPLC H-Class Bio
仪器配置	QSM-R，FTN-R，PDA，柱温箱	QSM，FTN，TUV，柱温箱	QSM，FTN，TUV，柱温箱
色谱柱	XBridge C18 4.6×250mm，5μm	XBridge BEH C18 3.0×150mm，2.5μm	ACQUITY UPLC BEH C18 2.1×100mm，1.7μm
流动相	甲醇-水-三乙胺(60:40:0.3)(用磷酸调节 pH 值至 3.1)		
波长	240nm		
柱温	35℃		

四、分析色谱图

HPLC 谱图：

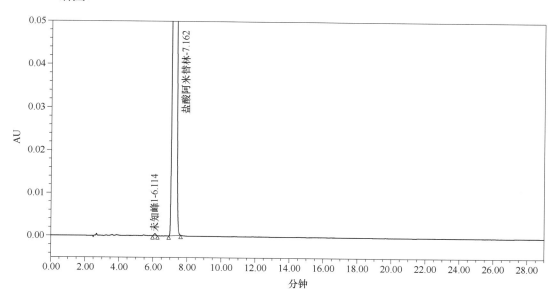

UHPLC 谱图：

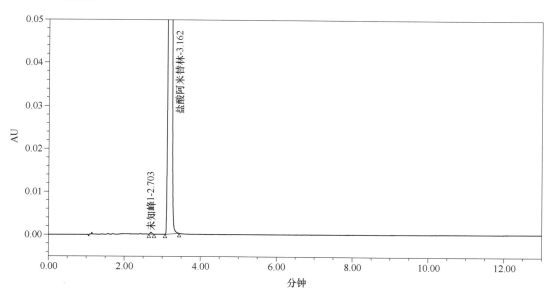

UPLC 谱图：

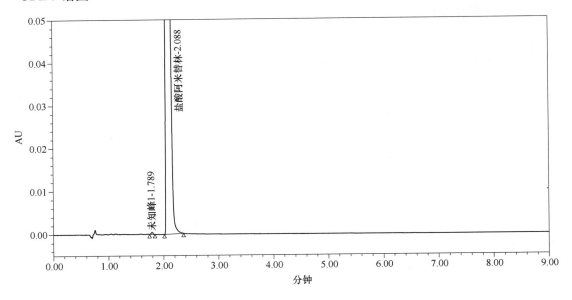

五、结果分析

方法	进样量 （μL）	流速 （mL/min）	峰宽 （s）	阿米替林 与未知峰 1 峰间的分 离度	阿米替林 拖尾因子	阿米替林 塔板数	运行时长 （min）	溶剂用量 （mL）
HPLC	10	1.0	42.50	4.51	1.46	10777	29	29.0
UHPLC	2.5	0.5	22.30	4.77	1.45	12414	13	6.5
UPLC	1	0.3	20.95	3.92	1.37	8363	9	2.7

盐酸氮䓬斯汀

Azelastine Hydrochloride

C_{22}H_{24}ClN_3O · HCl   418.37   [79307-93-0]

（±）4-（4-氯苄基）-2-（六氢-1-甲基-1H-氮杂䓬-4-基）-1（2H）-2,3-二氮杂萘酮盐酸盐

一、性状

本品为白色或类白色粉末或结晶性粉末；无臭。

本品在甲醇中略溶，在水或乙醇中微溶，在冰醋酸中溶解。

二、溶液的配制

称取盐酸氮䓬斯汀对照品适量，加流动相溶解并稀释制成每 1mL 中约含 1mg 的溶液，即得。

三、色谱条件

方法	UHPLC	UPLC
仪器	ACQUITY Arc Path 2	ACQUITY UPLC H-Class Bio
仪器配置	QSM-R，FTN-R，PDA，柱温箱	QSM，FTN，TUV，柱温箱
色谱柱	CORTECS C18 3.0×150mm，2.7μm	CORTECS C18 2.1×100mm，1.6μm
流动相	4%三乙胺溶液（用磷酸调节 pH 值至 6.0）-乙腈-甲醇（50:18:32）	
波长	289nm	
柱温	35℃	

四、分析色谱图

UHPLC 谱图：

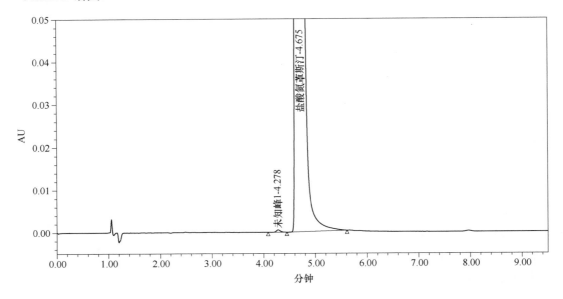

UPLC 谱图：

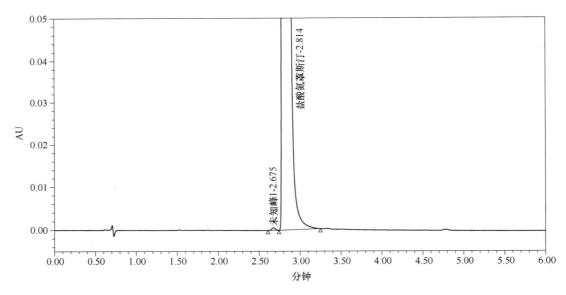

五、结果分析

方法	进样量 （μL）	流速 （mL/min）	峰宽 （s）	氮䓬斯汀与 相邻杂质峰 间的分离度	氮䓬斯汀 拖尾因子	氮䓬斯汀 塔板数	运行时长 （min）	溶剂用量 （mL）
UHPLC	5	0.5	69.80	2.82	1.46	15920	9.5	4.8
UPLC	2	0.3	30.60	1.68	1.61	16795	6.0	1.8

丙酸氯倍他索

Clobetasol Propionate

C$_{25}$H$_{32}$ClFO$_5$ 466.99   [25122-46-7]

16β-甲基-11β-羟基-17-(1-氧代丙基)-9-氟-21-氯-孕甾-1,4-二烯-3,20-二酮

一、性状

本品为类白色至微黄色结晶性粉末。

本品在三氯甲烷中易溶，在乙酸乙酯中溶解，在甲醇或乙醇中略溶，在水中不溶。

二、溶液的配制

称取丙酸氯倍他索对照品适量，用流动相溶解并稀释制成每 1mL 中约含 0.5mg 的溶液，即得。

三、色谱条件

方法	HPLC	UHPLC	UPLC
仪器	ACQUITY Arc Path 1	ACQUITY UPLC H-Class Bio	ACQUITY UPLC H-Class Bio
仪器配置	QSM-R，FTN-R，UV/Vis，柱温箱	QSM，FTN，TUV，柱温箱	QSM，FTN，TUV，柱温箱
色谱柱	XBridge C18 4.6×250mm，5μm	XBridge BEH C18 3.0×150mm，2.5μm	ACQUITY UPLC BEH C18 2.1×100mm，1.7μm
流动相	0.05mol/L 磷酸二氢钠溶液(用 85%磷酸溶液调节 pH 值至 2.5)-乙腈-甲醇(425:475:100)		
波长	240nm		
柱温	35℃		

四、分析色谱图

HPLC 谱图：

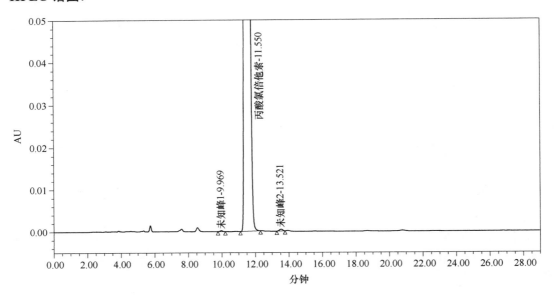

UHPLC 谱图：

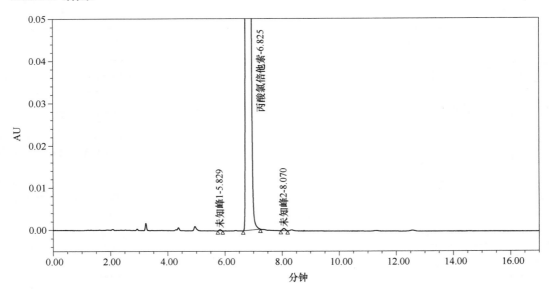

UPLC 谱图：

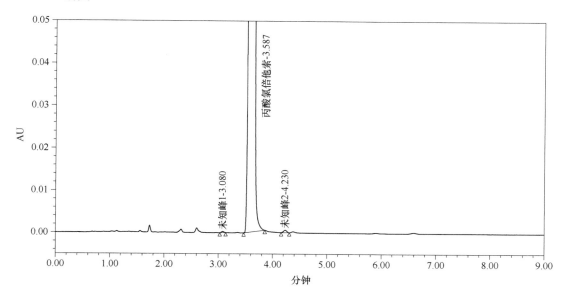

五、结果分析

方法	进样量 （μL）	流速 （mL/min）	峰宽 （s）	丙酸氯倍他 索拖尾因子	丙酸氯倍他 索塔板数	运行时长 （min）	溶剂用量 （mL）
HPLC	20	1.0	72.00	1.08	18291	29	29
UHPLC	5	0.5	35.85	1.15	27125	17	8.5
UPLC	2	0.3	23.40	1.11	19953	9	2.7

奋 乃 静

Perphenazine

C$_{21}$H$_{26}$ClN$_3$OS　403.97　[58–39–9]

4-[3-(2-氯吩噻嗪-10-基)丙基]-1-哌嗪乙醇

一、性状

本品为白色至淡黄色的结晶性粉末；几乎无臭。

本品在三氯甲烷中极易溶解，在甲醇中易溶，在乙醇中溶解，在水中几乎不溶；在稀盐酸中溶解。

二、溶液的配制

称取奋乃静对照品约 25mg，置 25mL 量瓶中，加甲醇 15mL 溶解后，加 30%过氧化氢溶液 2mL，摇匀，用甲醇稀释至刻度，摇匀，放置 1.5 小时，即得。

三、色谱条件

方法	HPLC			UHPLC			UPLC		
仪器	ACQUITY Arc Path 1			ACQUITY UPLC H-Class Bio			ACQUITY UPLC H-Class Bio		
仪器配置	QSM-R，FTN-R，PDA，柱温箱			QSM，FTN，TUV，柱温箱			QSM，FTN，TUV，柱温箱		
色谱柱	XSelect CSH C18 4.6×250mm，5μm			XSelect CSH C18 3.0×150mm，2.5μm			ACQUITY UPLC CSH C18 2.1×100mm，1.7μm		
流动相	以甲醇为流动相 A，以 0.03mol/L 醋酸铵溶液为流动相 B，进行梯度洗脱								
梯度洗脱 程序	时间 (min)	流动相 A(%)	流动相 B(%)	时间 (min)	流动相 A(%)	流动相 B(%)	时间 (min)	流动相 A(%)	流动相 B(%)
	0～40	67	33	0～19.6	67	33	0～9.8	67	33
	40～50	90	10	19.6～24.7	90	10	9.8～12.6	90	10
	50～60	100	0	24.7～29.8	100	0	12.6～15.3	100	0
	60～75	67	33	29.8～37.5	67	33	15.3～19.5	67	33
	75～90	67	33	37.5～45	67	33	19.5～25	67	33
波长	254nm								
柱温	35℃								

四、分析色谱图

HPLC 谱图：

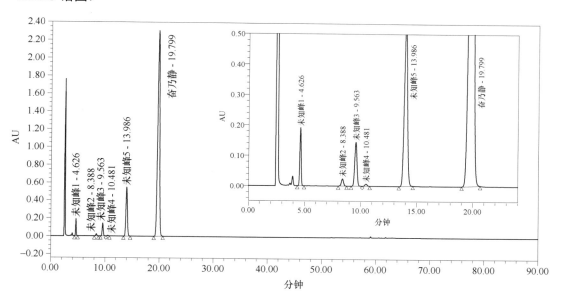

UHPLC 谱图：

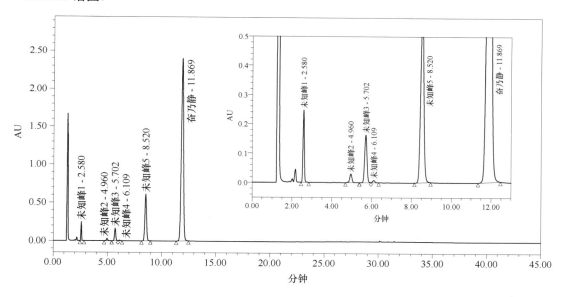

UPLC 谱图：

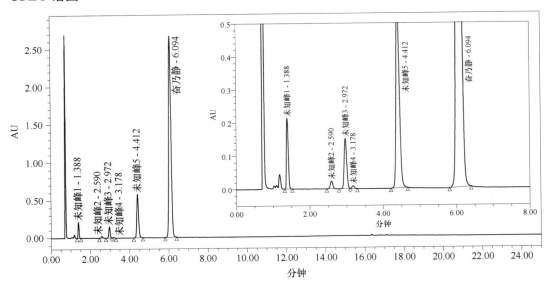

五、结果分析

方法	进样量 (μL)	流速 (mL/min)	峰宽 (s)	奋乃静与降 解杂质峰间 的分离度	奋乃静拖 尾因子	奋乃静塔 板数	运行时长 (min)	溶剂用量 (mL)
HPLC	20	1.0	98.90	9.76	0.97	13785	90	90
UHPLC	5	0.5	67.40	10.32	1.04	17209	45	22.5
UPLC	2	0.3	34.95	8.97	1.00	14203	25	7.5

醋酸甲萘氢醌

Menadiol Diacetate

C$_{15}$H$_{14}$O$_4$ 258.27 〔573-20-6〕

2-甲基-1,4-萘二酚双醋酸酯

一、性状

本品为白色或类白色结晶性粉末；无臭或微有醋酸的臭味。

本品在甲醇或乙醇中微溶，在水中几乎不溶。

二、溶液的配制

称取醋酸甲萘氢醌对照品适量，加流动相溶解并稀释制成每 1mL 中约含 20μg 的溶液，即得。

三、色谱条件

方法	HPLC	UHPLC	UPLC
仪器	ACQUITY Arc Path 1	ACQUITY Arc Path 2	ACQUITY UPLC H-Class Bio
仪器配置	QSM-R，FTN-R，PDA，柱温箱	QSM-R，FTN-R，PDA，柱温箱	QSM，FTN，TUV，柱温箱
色谱柱	XSelect HSS T3 4.6×250mm，5μm	XSelect HSS T3 3.0×150mm，2.5μm	ACQUITY UPLC HSS T3 2.1×100mm，1.8μm
流动相	乙腈-水(65:35)		
波长	285nm		
柱温	35℃		

四、分析色谱图

HPLC 谱图：

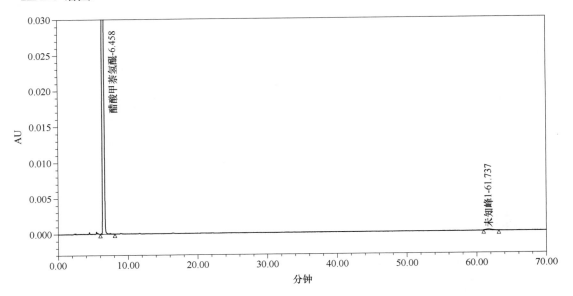

UHPLC 谱图：

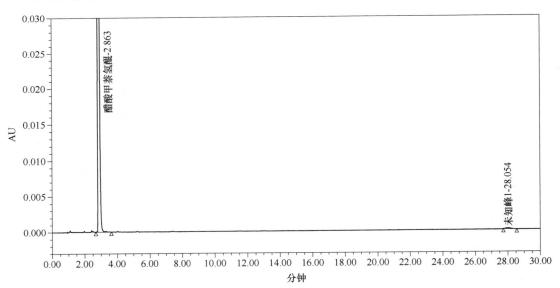

UPLC 谱图：

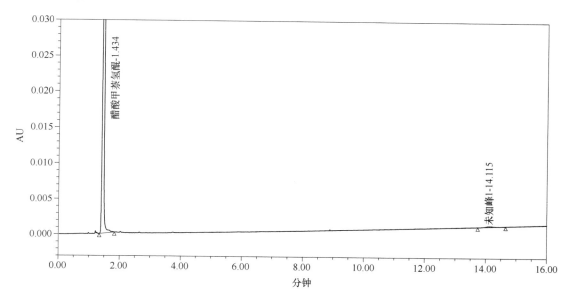

五、结果分析

方法	进样量 （μL）	流速 （mL/min）	峰宽 （s）	醋酸甲萘氢 醌拖尾因子	醋酸甲萘氢 醌塔板数	运行时长 （min）	溶剂用量 （mL）
HPLC	20	1.0	124.40	1.33	16576	70	70.0
UHPLC	5	0.6	57.10	1.25	16892	30	18.0
UPLC	2	0.4	29.65	1.13	16240	16	6.4

备注：方法中要求检测时间记录至主峰保留时间的 3 倍，但是在实际测样时发现在主峰保留时间约 10 倍处仍有一个杂质峰存在，故延长检测时间。

马来酸氯苯那敏

Chlorphenamine Maleate

C$_{16}$H$_{19}$ClN$_2$ · C$_4$H$_4$O$_4$ 390.87   [113-92-8]

2-[对-氯-α-[2-(二甲氨基)乙基]苯基]吡啶马来酸盐

一、性状

本品为白色结晶性粉末；无臭。

本品在水或乙醇或三氯甲烷中易溶，在乙醚中微溶。

二、溶液的配制

称取马来酸氯苯那敏对照品适量，加溶剂[流动相 A-乙腈(80:20)]溶解并稀释制成每 1mL 中约含 1mg 的溶液，即得。

三、色谱条件

方法	HPLC			UHPLC			UPLC		
仪器	ACQUITY Arc Path 1			ACQUITY UPLC H-Class Bio			ACQUITY UPLC H-Class Bio		
仪器配置	QSM-R，FTN-R，UV/Vis，柱温箱			QSM，FTN，TUV，柱温箱			QSM，FTN，TUV，柱温箱		
色谱柱	XSelect HSS C18 4.6×250mm，5μm			XSelect HSS C18 3.0×150mm，2.5μm			ACQUITY UPLC HSS C18 2.1×100mm，1.8μm		
流动相	流动相 A 为磷酸盐缓冲液(取磷酸二氢铵 11.5g，加水适量使溶解，加磷酸 1mL，用水稀释至 1000mL)，流动相 B 为乙腈，进行梯度洗脱								
梯度洗脱程序	时间(min)	流动相 A(%)	流动相 B(%)	时间(min)	流动相 A(%)	流动相 B(%)	时间(min)	流动相 A(%)	流动相 B(%)
	0	90	10	0	90	10	0	90	10
	25	75	25	12.8	75	25	6.3	75	25
	40	60	40	20.4	60	40	10	60	40
	45	90	10	23	90	10	11.3	90	10
	50	90	10	26	90	10	14	90	10
波长	225nm								
柱温	35℃								

四、分析色谱图

HPLC 谱图：

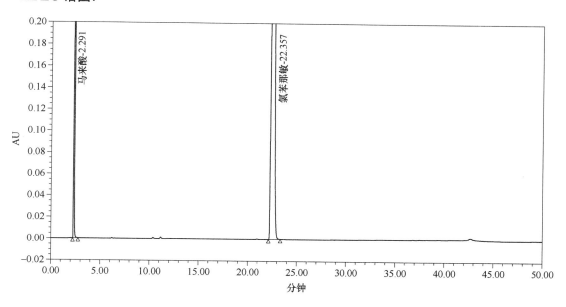

UHPLC 谱图：

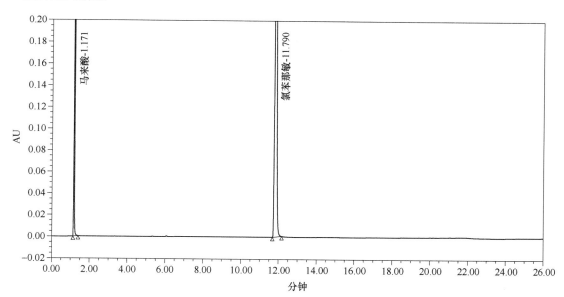

UPLC 谱图：

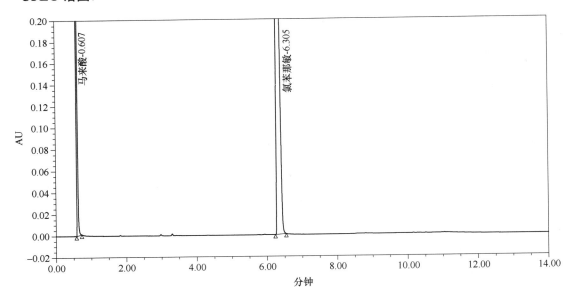

五、结果分析

方法	进样量 （μL）	流速 （mL/min）	峰宽 （s）	氯苯那敏 拖尾因子	氯苯那敏 塔板数	运行时长 （min）	溶剂用量 （mL）
HPLC	10	1.2	72.10	2.62	35689	50	60.0
UHPLC	2.5	0.6	29.10	1.85	65823	26	15.6
UPLC	1	0.4	18.45	2.25	31472	14	5.6

奥扎格雷钠
Ozagrel Sodium

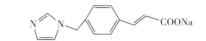

C₁₃H₁₁N₂NaO₂　250.25　[130952–46–4]

(E)–3–(咪唑基–1–甲基)肉桂酸钠

一、性状

本品为白色或类白色结晶性粉末；无臭。
本品在水中溶解，在乙醇或丙酮中微溶。

二、溶液的配制

称取奥扎格雷钠对照品适量，加流动相溶解并稀释制成每1mL中约含0.05mg的溶液，即得。

三、色谱条件

方法	HPLC	UHPLC	UPLC
仪器	ACQUITY Arc Path 1	ACQUITY Arc Path 2	ACQUITY UPLC H-Class Bio
仪器配置	QSM-R，FTN-R，PDA，柱温箱	QSM-R，FTN-R，PDA，柱温箱	QSM，FTN，TUV，柱温箱
色谱柱	XSelect CSH C18 4.6×250mm，5μm	XSelect CSH C18 3.0×150mm，2.5μm	ACQUITY UPLC CSH C18 2.1×100mm，1.7μm
流动相	0.3%醋酸铵溶液–甲醇(80:20)		
波长	272nm		
柱温	35℃		

四、分析色谱图

HPLC 谱图：

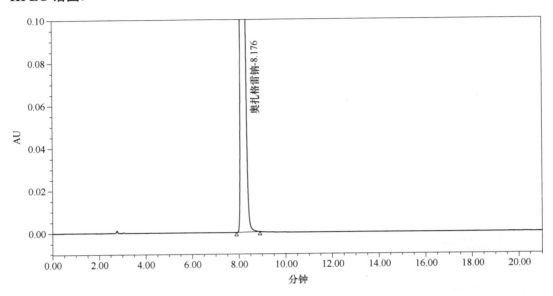

UHPLC 谱图：

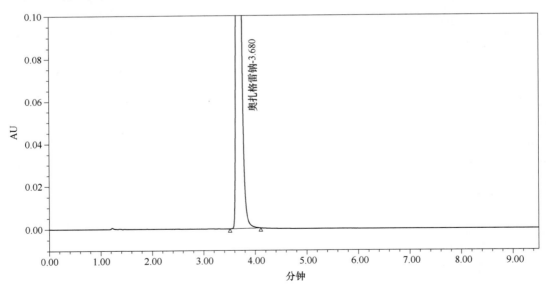

UPLC 谱图：

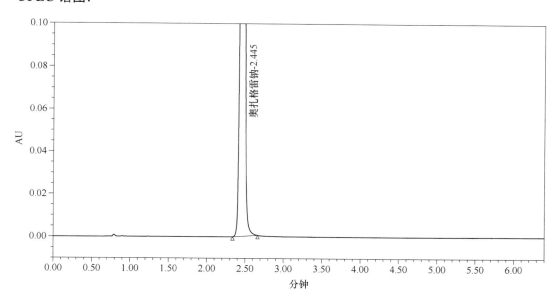

五、结果分析

方法	进样量 （μL）	流速 （mL/min）	峰宽 （s）	奥扎格雷钠 拖尾因子	奥扎格雷钠 塔板数	运行时长 （min）	溶剂用量 （mL）
HPLC	20	1.0	60.50	1.26	15166	21	21.0
UHPLC	5	0.6	35.90	1.33	9777	9.5	5.7
UPLC	2	0.4	19.75	1.36	14264	6.5	2.6

替 米 沙 坦

Telmisartan

C$_{33}$H$_{30}$N$_4$O$_2$ 514.63 ［144701–48–4］

4′–［［4–甲基–6–(1–甲基–2–苯并咪唑基)–2–丙基–1–苯并咪唑基]甲基]–2–联苯甲酸

一、性状

本品为白色或类白色结晶性粉末；无臭。

本品在三氯甲烷中溶解，在二氯甲烷或 N,N–二甲基甲酰胺中略溶，在甲醇中微溶，在乙醇中极微溶解，在水中几乎不溶；在 1mol/L 氢氧化钠溶液中易溶，在 0.1mol/L 盐酸溶液中极微溶解。

二、溶液的配制

分别称取替米沙坦对照品和 4′–溴甲基–联苯–2–甲酸甲酯(杂质Ⅰ)对照品适量，加甲醇溶解并稀释制成每 1mL 中各约含 10μg 的混合溶液，即得。

三、色谱条件

方法	HPLC	UHPLC	UPLC
仪器	ACQUITY Arc Path 1	ACQUITY UPLC H-Class Bio	ACQUITY UPLC H-Class Bio
仪器配置	QSM-R，FTN-R，PDA，柱温箱	QSM，FTN，TUV，柱温箱	QSM，FTN，TUV，柱温箱
色谱柱	XBridge C18 4.6×250mm，5μm	XBridge BEH C18 3.0×150mm，2.5μm	ACQUITY UPLC BEH C18 2.1×100mm，1.7μm

流动相	以甲醇为流动相 A，以 0.1%磷酸二氢钾溶液–甲醇(35:65)(含 0.2%三乙胺，用磷酸调节 pH 值至 5.0)为流动相 B，进行梯度洗脱								
梯度洗脱程序	时间(min)	流动相A(%)	流动相B(%)	时间(min)	流动相A(%)	流动相B(%)	时间(min)	流动相A(%)	流动相B(%)
	0	0	100	0	0	100	0	0	100
	10	0	100	4.8	0	100	1.7	0	100
	20	55	45	9.9	55	45	4.5	55	45
	25	55	45	12.5	55	45	5.9	55	45
	25.1	0	100	12.6	0	100	6	0	100
	35	0	100	18	0	100	9	0	100
波长	230nm								
柱温	35℃								

四、分析色谱图

HPLC 谱图：

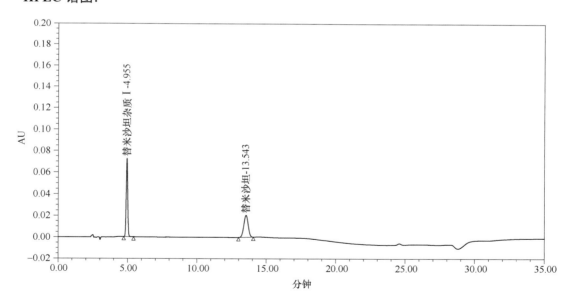

UHPLC 谱图：

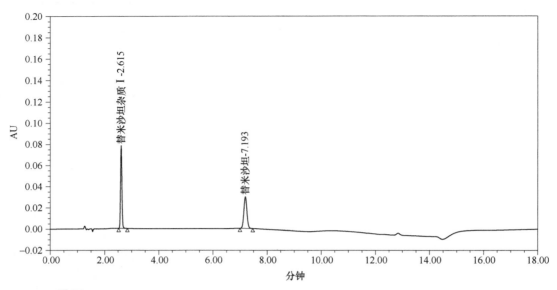

UPLC 谱图：

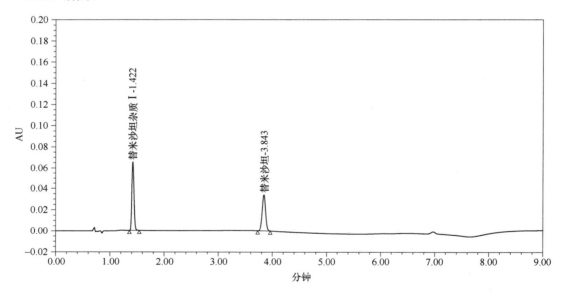

五、结果分析

方法	进样量 (μL)	流速 (mL/min)	峰宽 (s)	替米沙坦与 杂质 I 峰的 分离度	替米沙坦 拖尾因子	替米沙坦 塔板数	运行时长 (min)	溶剂用量 (mL)
HPLC	10	1.0	64.70	22.00	0.98	8723	35	35.0
UHPLC	2.5	0.5	28.60	30.85	1.05	19608	18	9.0
UPLC	1	0.3	14.05	25.58	1.00	17250	9	2.7

杂质信息：

杂质 I

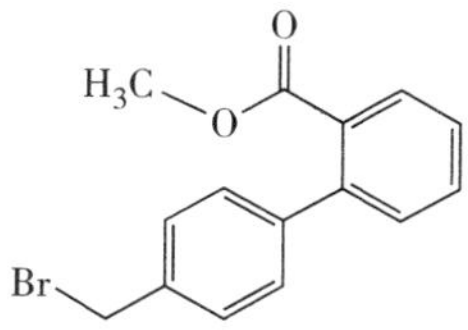

C₁₅H₁₃BrO₂ 305.17

4′–溴甲基–联苯–2–甲酸甲酯

尼 群 地 平
Nitrendipine

$C_{18}H_{20}N_2O_6$ 360.37   [39562-70-4]

2,6-二甲基-4-(3-硝基苯基)-1,4-二氢-3,5-吡啶二甲酸甲酯乙酯

一、性状

本品为黄色结晶或结晶性粉末；无臭；遇光易变质。

本品在丙酮或三氯甲烷中易溶，在甲醇或乙醇中略溶，在水中几乎不溶。

二、溶液的配制

分别称取尼群地平对照品与杂质Ⅰ对照品适量，加四氢呋喃适量使溶解，用流动相稀释制成每1mL中各约含1mg与10μg的混合溶液，即得。

三、色谱条件

方法	HPLC	UHPLC	UPLC
仪器	ACQUITY Arc Path 1	ACQUITY Arc Path 2	ACQUITY UPLC H-Class Bio
仪器配置	QSM-R，FTN-R，UV/Vis，柱温箱	QSM-R，FTN-R，UV/Vis，柱温箱	QSM，FTN，TUV，柱温箱
色谱柱	XSelect HSS T3 4.6×250mm，5μm	XSelect HSS T3 3.0×150mm，2.5μm	ACQUITY UPLC HSS T3 2.1×100mm，1.8μm
流动相	乙腈-四氢呋喃-水(20:24:56)		
波长	237nm		
柱温	35℃		

四、分析色谱图

HPLC 谱图：

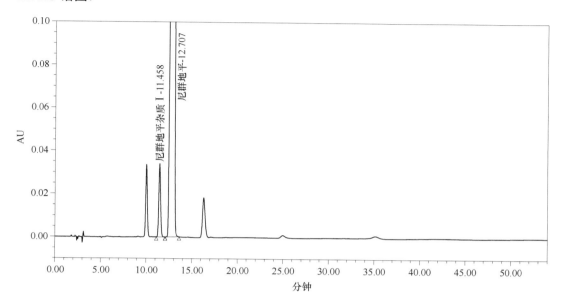

UHPLC 谱图：

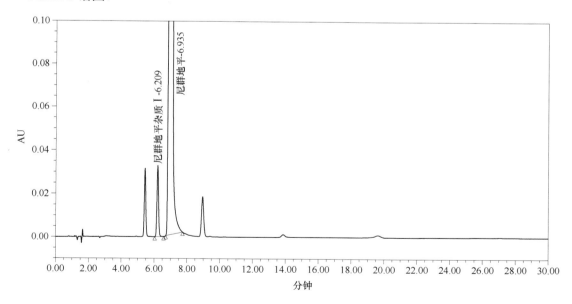

UPLC 谱图：

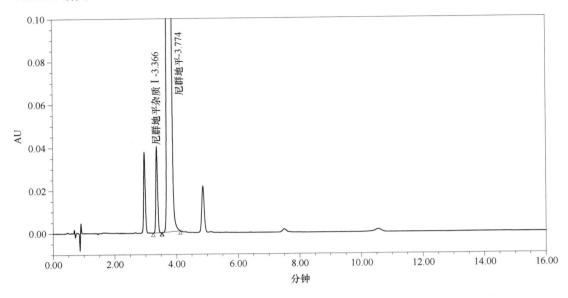

五、结果分析

方法	进样量 （μL）	流速 （mL/min）	峰宽 （s）	尼群地平与 杂质 I 峰间 的分离度	尼群地平 拖尾因子	尼群地平 塔板数	运行时长 （min）	溶剂用量 （mL）
HPLC	20	1.0	92.10	2.80	1.24	12238	54	54.0
UHPLC	5	0.5	61.70	3.30	1.18	15658	30	15.0
UPLC	2	0.3	35.45	2.95	1.16	12363	16	4.8

杂质信息：

杂质 I

$C_{18}H_{18}N_2O_6$ 358.35

2,6-二甲基-4-（3-硝基苯基）-3,5-吡啶二甲酸甲酯乙酯

萘 丁 美 酮

Nabumetone

$C_{15}H_{16}O_2$　228.29　[42924-53-8]

4-(6-甲氧基-2-萘基)-丁-2-酮

一、性状

本品为白色或类白色针状结晶或结晶性粉末；无臭，无味。

本品在丙酮、乙酸乙酯或热乙醇中易溶，在乙醇中略溶，在水中不溶。

二、溶液的配制

称取萘丁美酮对照品适量，加流动相溶解并稀释制成每 1mL 中约含 0.4mg 的溶液，即得。

三、色谱条件

方法	HPLC	UHPLC	UPLC
仪器	ACQUITY Arc Path 1	ACQUITY Arc Path 2	ACQUITY UPLC H-Class Bio
仪器配置	QSM-R，FTN-R，PDA，柱温箱	QSM-R，FTN-R，PDA，柱温箱	QSM，FTN，TUV，柱温箱
色谱柱	XBridge C18 4.6×250mm，5μm	XBridge BEH C18 3.0×150mm，2.5μm	ACQUITY UPLC BEH C18 2.1×100mm，1.7μm
流动相	乙腈-四氢呋喃-0.1%冰醋酸(37:8:55)		
波长	254nm		
柱温	35℃		

四、分析色谱图

HPLC 谱图：

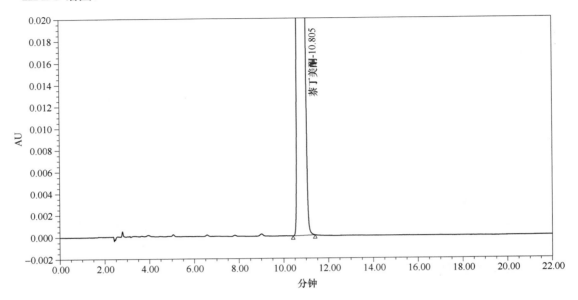

UHPLC 谱图：

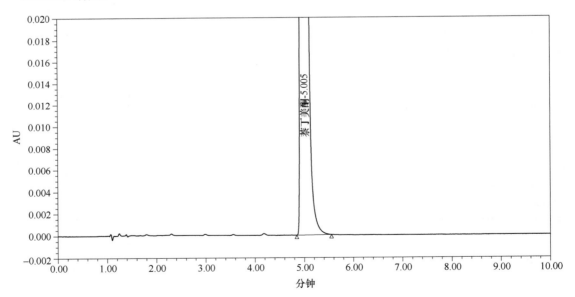

UPLC 谱图：

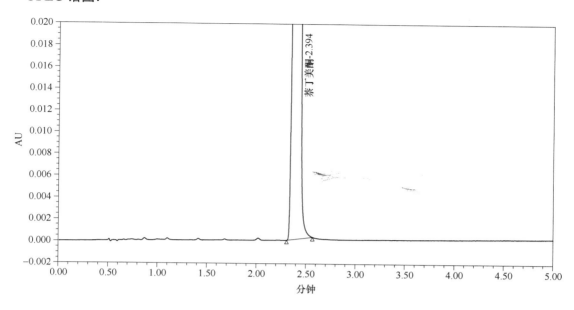

五、结果分析

方法	进样量 （μL）	流速 （mL/min）	峰宽 （s）	萘丁美酮 拖尾因子	萘丁美酮 塔板数	运行时长 （min）	溶剂用量 （mL）
HPLC	20	1.0	58.80	1.03	21140	22	22
UHPLC	5	0.6	42.40	1.12	19699	10	6
UPLC	2	0.4	15.60	1.01	17954	5	2

对乙酰氨基酚

Paracetamol

C$_8$H$_9$NO$_2$　151.16　［103-90-2］

4′-羟基乙酰苯胺

一、性状

本品为白色结晶或结晶性粉末；无臭。

本品在热水或乙醇中易溶，在丙酮中溶解，在水中略溶。

二、溶液的配制

称取对乙酰氨基酚对照品适量，加溶剂［甲醇-水(4:6)］制成每 1mL 中约含 20mg 的溶液，作为溶液Ⅰ；称取对氨基酚对照品适量，精密称定，加上述溶剂溶解并制成每 1mL 中约含对氨基酚 0.1mg 的溶液，作为溶液Ⅱ；分别量取溶液Ⅰ与溶液Ⅱ各 1mL，置 100mL 量瓶中，用上述溶剂稀释至刻度，摇匀，即得。

三、色谱条件

方法	HPLC	UHPLC	UPLC
仪器	ACQUITY Arc Path 1	ACQUITY UPLC H-Class Bio	ACQUITY UPLC H-Class Bio
仪器配置	QSM-R，FTN-R，UV/Vis，柱温箱	QSM，FTN，TUV，柱温箱	QSM，FTN，TUV，柱温箱
色谱柱	XBridge C8 4.6×250mm，5μm	XBridge BEH C8 3.0×150mm，2.5μm	ACQUITY UPLC BEH C8 2.1×100mm，1.7μm
流动相	磷酸盐缓冲液(取磷酸氢二钠 8.95g，磷酸二氢钠 3.9g，加水溶解至 1000mL，加 10%四丁基氢氧化铵溶液 12mL)-甲醇(90:10)		
波长	245nm		
柱温	40℃		

四、分析色谱图

HPLC 谱图：

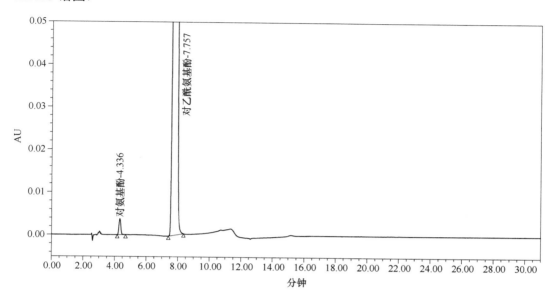

UHPLC 谱图：

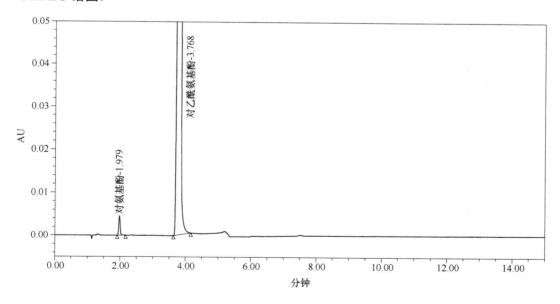

UPLC 谱图：

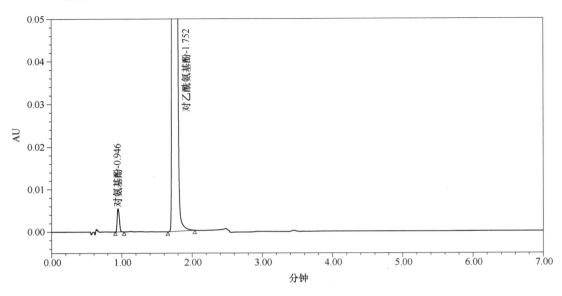

五、结果分析

方法	进样量 （μL）	流速 （mL/min）	峰宽 （s）	对乙酰氨基酚与对氨基酚间分离度	对乙酰氨基酚拖尾因子	对乙酰氨基酚塔板数	运行时长 （min）	溶剂用量 （mL）
HPLC	20	1.0	57.80	12.68	1.07	9737	31	31.0
UHPLC	5	0.6	32.05	17.40	1.08	14565	15	9.0
UPLC	2	0.4	23.00	11.60	1.15	8229	7	2.8

米 非 司 酮

Mifepristone

C$_{29}$H$_{35}$NO$_2$ 429.61   [84371-65-3]

11β-[4-(N, N-二甲氨基)-1-苯基]-17β-羟基-17α-(1-丙炔基)-雌甾-4,9-二烯-3-酮

一、性状

本品为淡黄色结晶性粉末；无臭，无味。

本品在甲醇或二氯甲烷中易溶，在乙醇或乙酸乙酯中溶解，在水中几乎不溶。

二、溶液的配制

称取米非司酮对照品适量，加甲醇溶解并稀释制成每1mL中约含0.5mg的溶液，即得。

三、色谱条件

方法	HPLC	UHPLC	UPLC
仪器	ACQUITY Arc Path 1	ACQUITY UPLC H-Class Bio	ACQUITY UPLC H-Class Bio
仪器配置	QSM-R，FTN-R，PDA，柱温箱	QSM，FTN，TUV，柱温箱	QSM，FTN，TUV，柱温箱
色谱柱	XBridge C18 4.6×250mm，5μm	XBridge BEH C18 3.0×150mm，2.5μm	ACQUITY UPLC BEH C18，2.1×100mm，1.7μm
流动相	甲醇-水-三乙胺 （75:25:0.05）		
波长	304nm		
柱温	35℃		

四、分析色谱图

HPLC 谱图：

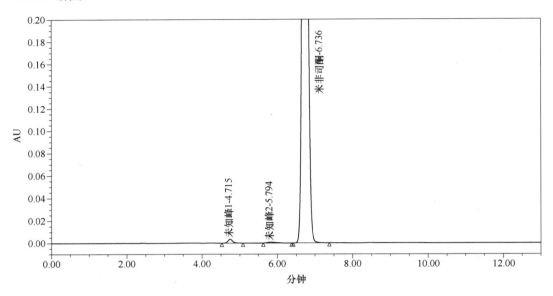

UHPLC 谱图：

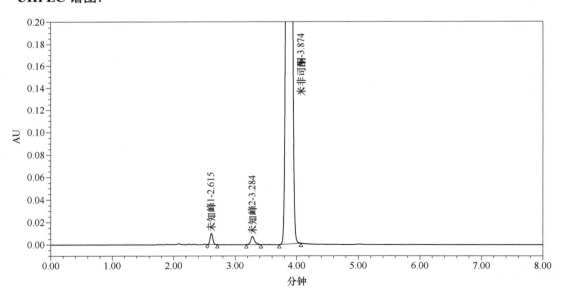

UPLC 谱图：

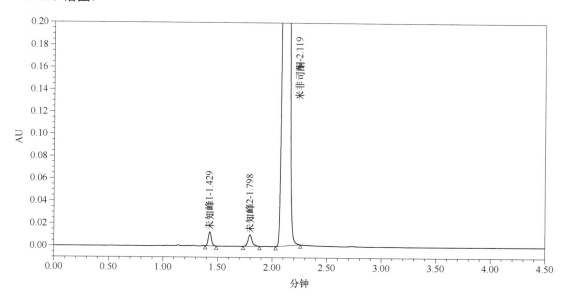

五、结果分析

方法	进样量 （μL）	流速 （mL/min）	峰宽 （s）	米非司酮 拖尾因子	米非司酮 塔板数	运行时长 （min）	溶剂用量 （mL）
HPLC	10.0	1.0	57.30	1.05	9781	13.5	13.5
UHPLC	2.5	0.6	21.15	1.07	16979	8.0	4.8
UPLC	1.0	0.4	13.55	1.05	13060	4.5	1.8

克 霉 唑

Clotrimazole

$C_{22}H_{17}ClN_2$　344.84　[23593-75-1]

1-[(2-氯苯基)二苯甲基]-1H-咪唑

一、性状

本品为白色至微黄色的结晶性粉末；无臭。

本品在甲醇或三氯甲烷中易溶，在乙醇或丙酮中溶解，在水中几乎不溶。

二、溶液的配制

分别称取克霉唑对照品、杂质Ⅰ对照品与咪唑对照品适量，加 70%甲醇稀释制成每 1mL 中各约含 0.04mg、0.03mg 与 0.05mg 的混合溶液，即得。

三、色谱条件

方法	HPLC	UHPLC	UPLC
仪器	ACQUITY Arc Path 1	ACQUITY Arc Path 2	ACQUITY UPLC H-Class Bio
仪器配置	QSM-R，FTN-R，PDA，柱温箱	QSM-R，FTN-R，PDA，柱温箱	QSM，FTN，TUV，柱温箱
色谱柱	XBridge C18 4.6×250mm，5.0μm	XBridge BEH C18 3.0×150mm，2.5μm	ACQUITY UPLC BEH C18 2.1×100mm，1.7μm
流动相	甲醇-0.05mol/L 的磷酸二氢钾溶液(7:3)(用 10%磷酸调节 pH 值至 5.7~5.8)		
波长	215nm		
柱温	35℃		

四、分析色谱图

HPLC 谱图：

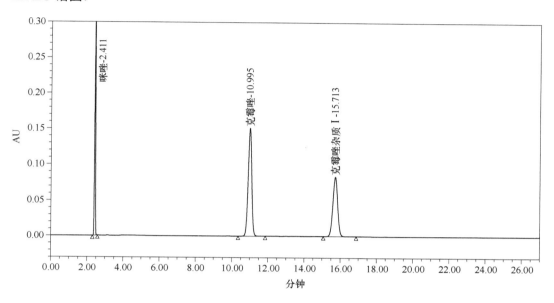

UHPLC 谱图：

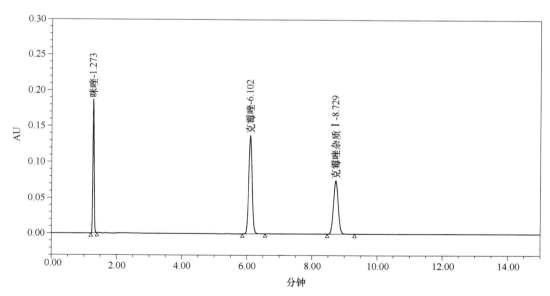

UPLC 谱图：

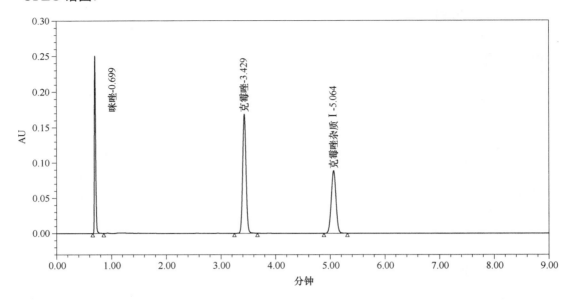

五、结果分析

方法	进样量 （μL）	流速 （mL/min）	峰宽 （s）	克霉唑与 杂质 I 峰 分离度	克霉唑拖 尾因子	克霉唑塔 板数	运行时长 （min）	溶剂用量 （mL）
HPLC	10	1.0	90.2	11.21	1.00	14664	27.5	27.5
UHPLC	2.5	0.5	42.2	11.46	1.10	15681	15.5	7.8
UPLC	1	0.3	25.40	12.11	1.01	14695	9	2.7

杂质信息：

杂质 I
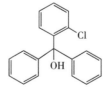
C_{19}H_{15}ClO 294.77
二苯基-（2-氯苯基）甲醇

盐酸地尔硫䓬

Diltiazem Hydrochloride

C$_{22}$H$_{26}$N$_2$O$_4$S · HCl   450.99   [33286-22-5]

顺-(+)-5-[(2-二甲氨基)乙基]-2-(4-甲氧基苯基)-3-乙酰氧基-2,3-二氢-1,5-
苯并硫氮杂䓬-4(5*H*)-酮盐酸盐

一、性状

本品为白色或类白色的结晶或结晶性粉末；无臭。
本品在水、甲醇或三氯甲烷中易溶，在乙醚中不溶。

二、溶液的配制

称取盐酸地尔硫䓬对照品适量，加乙醇-水溶解制成每 1mL 中约含 0.2mg 的溶液，量取 5mL，
加 0.1mol/L 氢氧化钠溶液 2 滴，充分振摇 1 分钟后，加 0.1mol/L 盐酸溶液 2 滴，再加水 5mL，
摇匀，即得。

三、色谱条件

方法	HPLC	UHPLC	UPLC
仪器	ACQUITY UPLC H-Class Bio	ACQUITY UPLC H-Class Bio	ACQUITY UPLC H-Class Bio
仪器配置	QSM，FTN，TUV，柱温箱	QSM，FTN，TUV，柱温箱	QSM，FTN，TUV，柱温箱
色谱柱	XBridge C18 4.6×100mm，3.5μm	XBridge BEH C18 4.6×75mm，2.5μm	ACQUITY UPLC BEH C18 2.1×50mm，1.7μm
流动相	醋酸盐缓冲液(取 d-樟脑磺酸 1.16g，用 0.1mol/L 醋酸钠溶液溶解并稀释至 1000mL， 用 0.1mol/L 氢氧化钠溶液调节 pH 值至 6.2)-乙腈-甲醇(50:25:25)		
波长	240nm		
柱温	35℃		

四、分析色谱图

HPLC 谱图：

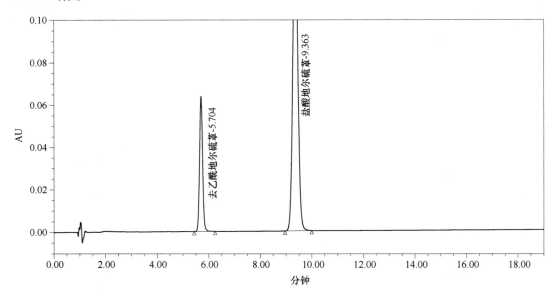

UHPLC 谱图：

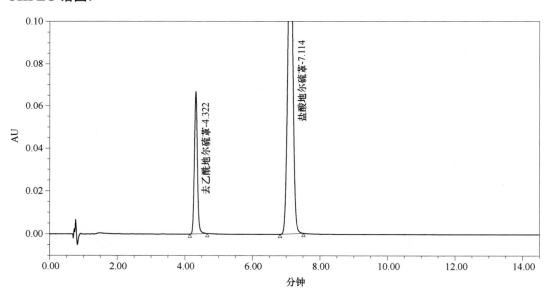

UPLC 谱图：

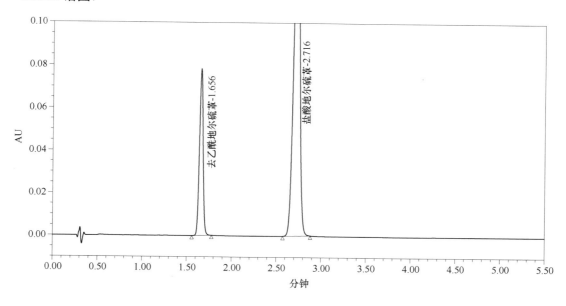

五、结果分析

方法	进样量（μL）	流速（mL/min）	峰宽（s）	盐酸地尔硫草与降解杂质间分离度	盐酸地尔硫草拖尾因子	盐酸地尔硫草塔板数	运行时长（min）	溶剂用量（mL）
HPLC	14	1.0	62.10	12.84	1.02	10859	19	19.0
UHPLC	10	1.0	41.90	13.09	1.04	11056	14.5	14.5
UPLC	1.4	0.4	18.40	10.84	1.02	7921	5.5	2.2

杂质信息：

去乙酰地尔硫草

$C_{20}H_{24}N_2O_3S$　372.5

(2*S*,3*S*)–5–[2–（二甲氨基）乙基]–3–羟基–2–(4–甲氧基苯基)–2,3–二氢–1,5–苯并硫氮杂草–4(5*H*)–酮

阿 司 匹 林

Aspirin

$C_9H_8O_4$ 180.16 [50-78-2]

2-(乙酰氧基)苯甲酸

一、性状

本品为白色结晶或结晶性粉末；无臭或微带醋酸臭；遇湿气即缓缓水解。

本品在乙醇中易溶，在三氯甲烷或乙醚中溶解，在水或无水乙醚中微溶；在氢氧化钠溶液或碳酸钠溶液中溶解，但同时分解。

二、溶液的配制

称取阿司匹林对照品约 0.1g，加 1%冰醋酸的甲醇溶液溶解并稀释制成每 1mL 中约含 10mg 的溶液，摇匀，即得。

三、色谱条件

方法	HPLC			UHPLC			UPLC		
仪器	ACQUITY Arc Path 1			ACQUITY Arc Path 2			ACQUITY UPLC H-Class Bio		
仪器配置	QSM-R，FTN-R，UV/Vis，柱温箱			QSM-R，FTN-R，UV/Vis，柱温箱			QSM，FTN，TUV，柱温箱		
色谱柱	XSelect HSS T3 4.6×250mm，5μm			XSelect HSS T3 3.0×150mm，2.5μm			ACQUITY UPLC HSS T3 2.1×100mm，1.8μm		
流动相	以乙腈-四氢呋喃-冰醋酸-水(20:5:5:70)为流动相 A，乙腈为流动相 B，进行梯度洗脱								
梯度洗脱程序	时间(min)	流动相A(%)	流动相B(%)	时间(min)	流动相A(%)	流动相B(%)	时间(min)	流动相A(%)	流动相B(%)
	0	100	0	0	100	0	0	100	0
	12.5	20	80	25.5	20	80	60	20	80
	12.6	100	0	25.6	100	0	60.1	100	0
	20	100	0	40	100	0	80	100	0
波长	276nm								
柱温	35℃								

四、分析色谱图

HPLC 谱图：

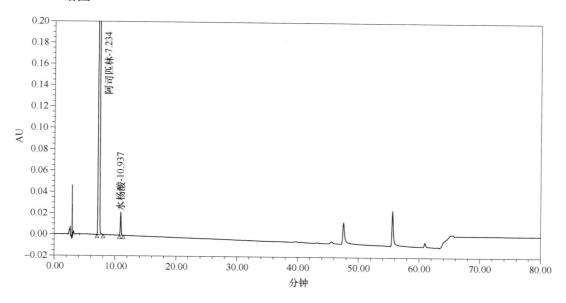

UHPLC 谱图：

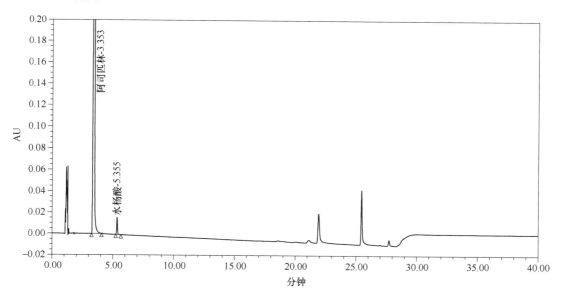

UPLC 谱图：

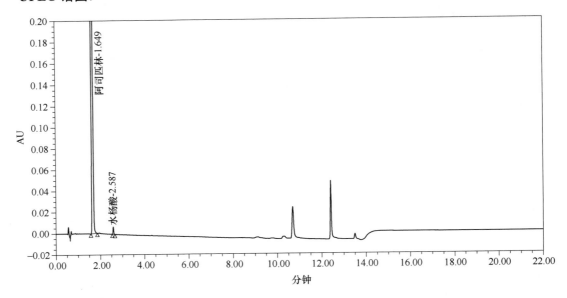

五、结果分析

方法	进样量 （μL）	流速 （mL/min）	峰宽 （s）	阿司匹林与 水杨酸峰间 的分离度	阿司匹林 拖尾因子	阿司匹林 塔板数	运行时长 （min）	溶剂用量 （mL）
HPLC	10	1.0	38.80	13.60	1.16	29715	80	80.0
UHPLC	2.5	0.6	25.10	15.64	1.14	34370	40	24.0
UPLC	1	0.4	7.60	13.66	1.10	27220	22	8.8

盐酸普萘洛尔
Propranolol Hydrochloride

$C_{16}H_{21}NO_2 \cdot HCl$　295.81　［318–98–9］

1–异丙氨基–3–(1–萘氧基)–2–丙醇盐酸盐

一、性状

本品为白色或类白色的结晶性粉末；无臭。

本品在水或乙醇中溶解，在三氯甲烷中微溶。

二、溶液的配制

称取盐酸普萘洛尔对照品适量，加流动相溶解并稀释制成每 1mL 中约含 1mg 的溶液，即得。

三、色谱条件

方法	HPLC			UHPLC			UPLC		
仪器	ACQUITY Arc Path 1			ACQUITY Arc Path 2			ACQUITY UPLC H-Class Bio		
仪器配置	QSM-R，FTN-R，UV/Vis，柱温箱			QSM-R，FTN-R，UV/Vis，柱温箱			QSM，FTN，TUV，柱温箱		
色谱柱	XSelect CSH C18 4.6×250mm，5.0μm			XSelect CSH C18 3.0×150mm，2.5μm			ACQUITY UPLC CSH C18 2.1×100mm，1.7μm		
流动相	以 0.1%甲酸的水溶液为流动相 A，0.1%甲酸乙腈溶液为流动相 B，进行梯度洗脱								
梯度洗脱程序	时间(min)	流动相A(%)	流动相B(%)	时间(min)	流动相A(%)	流动相B(%)	时间(min)	流动相A(%)	流动相B(%)
	0	100	0	0	100	0	0	100	0
	4.0	100	80	2.5	100	80	0.6	100	80
	6.5	82	18	3.6	82	18	1.1	82	18
	16.5	28	72	7.8	28	72	3.2	28	72
	21.5	28	72	10	28	72	4.2	28	72
	21.8	0	100	10.1	0	100	4.3	0	100
	26.5	0	100	12.1	0	100	5.2	0	100
	26.8	100	0	12.2	100	0	5.3	100	0
	39	100	0	18	100	0	8	100	0
波长	292nm								
柱温	35℃								

四、分析色谱图

HPLC 谱图：

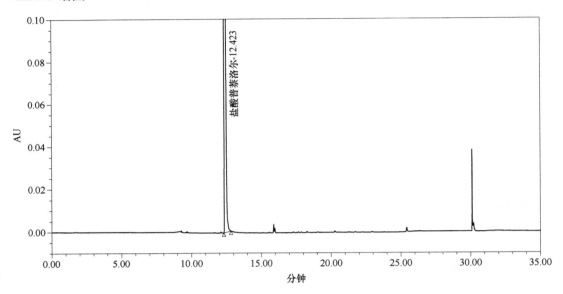

UHPLC 谱图：

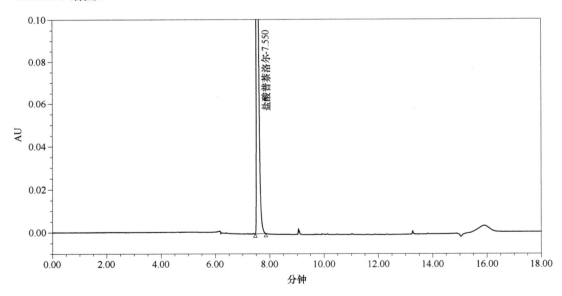

UPLC 谱图：

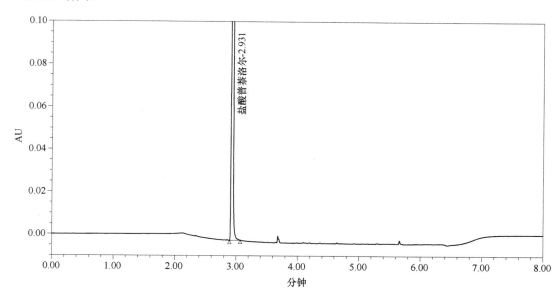

五、结果分析

方法	进样量 （μL）	流速 （mL/min）	峰宽 （s）	盐酸普萘洛尔拖尾因子	盐酸普萘洛尔塔板数	运行时长 （min）	溶剂用量 （mL）
HPLC	20	1.0	30.30	1.07	178230	35	35.0
UHPLC	5	0.6	23.40	1.04	259081	18	10.8
UPLC	2	0.4	10.40	0.93	131965	8	3.2

维 生 素 B_6

Vitamin B_6

$$C_8H_{11}NO_3 \cdot HCl \quad 205.64 \quad [58\text{-}56\text{-}0]$$

6-甲基-5-羟基-3,4-吡啶二甲醇盐酸盐

一、性状

本品为白色或类白色的结晶或结晶性粉末；无臭，遇光渐变质。

本品在水中易溶，在乙醇中微溶，在三氯甲烷或乙醚中不溶。

二、溶液的配制

称取维生素 B_6 对照品适量，加流动相溶解并稀释制成每 1mL 中约含 1mg 的溶液，即得。

三、色谱条件

方法	HPLC	UHPLC	UPLC
仪器	ACQUITY Arc Path 1	ACQUITY Arc Path 2	ACQUITY UPLC H-Class Bio
仪器配置	QSM-R，FTN-R，PDA，柱温箱	QSM-R，FTN-R，PDA，柱温箱	QSM，FTN，TUV，柱温箱
色谱柱	XBridge C18 4.6×250mm，5μm	XBridge BEH C18 3.0×150mm，2.5μm	ACQUITY UPLC BEH C18 2.1×100mm，1.7μm
流动相	0.04%戊烷磺酸钠溶液(用冰醋酸调节 pH 值至 3.0)-甲醇(85:15)		
波长	291nm		
柱温	35℃		

四、分析色谱图

HPLC 谱图：

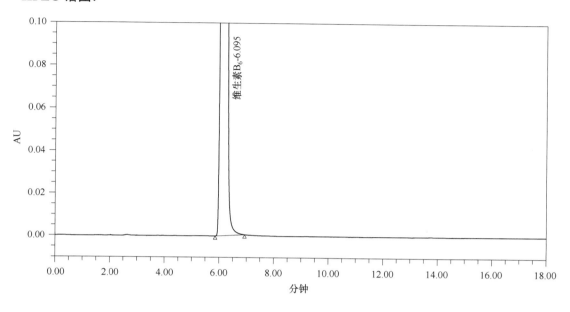

UHPLC 谱图：

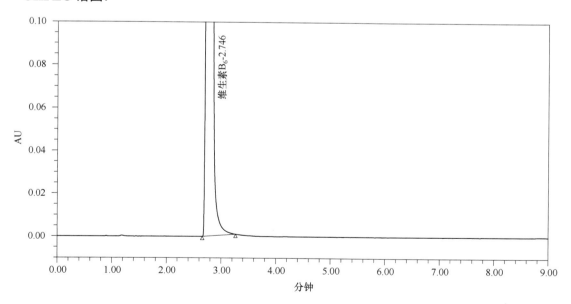

UPLC 谱图:

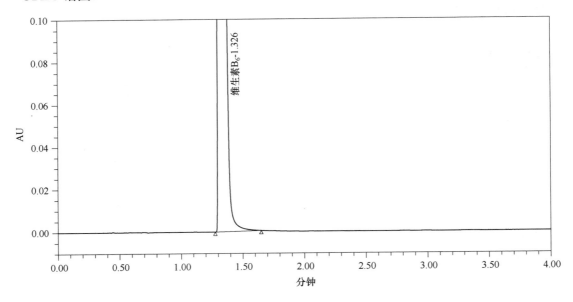

五、结果分析

方法	进样量 (μL)	流速 (mL/min)	峰宽 (s)	维生素 B₆ 拖尾因子	维生素 B₆ 塔板数	运行时长 (min)	溶剂用量 (mL)
HPLC	10	1.0	64.30	1.48	10769	18	18.0
UHPLC	2.5	0.6	36.30	1.53	8818	8.5	2.7
UPLC	1	0.4	22.45	1.51	7056	4	1.6

维 生 素 B₁

Vitamin B₁

C₁₂H₁₇ClN₄OS・HCl　337.27　[68-19-9]

氯化 4-甲基-3-[(2-甲基-4-氨基-5-嘧啶基)甲基]-5-(2-羟基乙基)噻唑鎓盐酸盐

一、性状

本品为白色结晶或结晶性粉末；有微弱的特臭，味苦；干燥品在空气中迅即吸收约4%的水分。

本品在水中易溶，在乙醇中微溶，在乙醚中不溶。

二、溶液的配制

称取维生素 B₁ 对照品适量，用流动相溶解并稀释制成每 1mL 中约含 1mg 的溶液，即得。

三、色谱条件

方法	HPLC	UHPLC	UPLC
仪器	ACQUITY Arc Path 1	ACQUITY Arc Path 2	ACQUITY UPLC H-Class Bio
仪器配置	QSM-R，FTN-R，PDA，柱温箱	QSM-R，FTN-R，PDA，柱温箱	QSM，FTN，TUV，柱温箱
色谱柱	XSelect HSS C18 4.6×250mm，5μm	XSelect HSS C18 3.0×150mm，2.5μm	ACQUITY UPLC HSS C18 2.1×100mm，1.8μm
流动相	甲醇-乙腈-0.02mol/L 庚烷磺酸钠溶液（含 1%三乙胺，用磷酸调节 pH 值至 5.5）(9:9:82)		
波长	254nm		
柱温	35℃		

四、分析色谱图

HPLC 谱图：

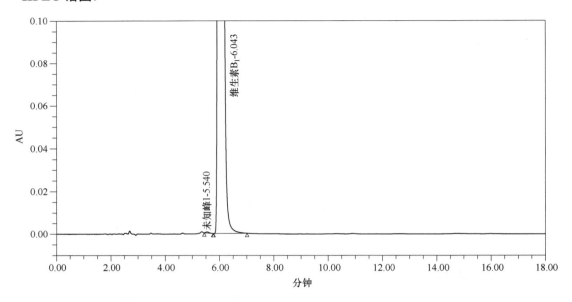

UHPLC 谱图：

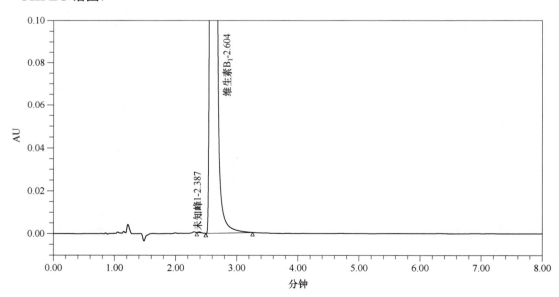

UPLC 谱图：

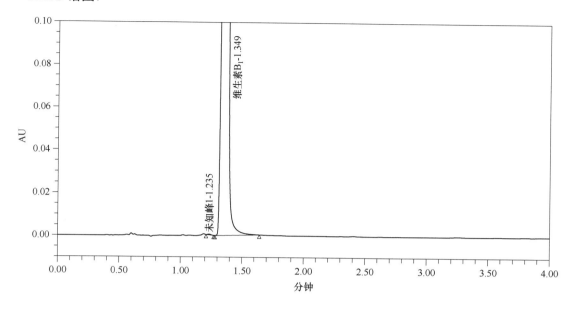

五、结果分析

方法	进样量 （μL）	流速 （mL/min）	峰宽 （s）	维生素 B_1 与未知峰 1 间分离度	维生素 B_1 拖尾因子	维生素 B_1 塔板数	运行时长 （min）	溶剂用量 （mL）
HPLC	10	1.0	73.90	2.21	1.08	13279	18.5	18.5
UHPLC	2.5	0.6	45.80	2.13	1.19	10326	8	4.8
UPLC	1	0.4	21.75	2.21	1.07	10743	4	1.6

阿 替 洛 尔

Atenolol

$C_{14}H_{22}N_2O_3$ 266.34   [29122-68-7]

4-[3-(2-羟基-3-异丙氨基)丙氧基]苯乙酰胺

一、性状

本品为白色粉末；无臭或微臭。

本品在乙醇中溶解，在三氯甲烷或水中微溶，在乙醚中几乎不溶。

二、溶液的配制

称取阿替洛尔对照品适量，加流动相超声溶解并稀释制成每 1mL 中约含 0.1mg 的溶液，即得。

三、色谱条件

方法	HPLC	UHPLC	UPLC
仪器	ACQUITY Arc Path 1	ACQUITY Arc Path 2	ACQUITY UPLC H-Class Bio
仪器配置	QSM-R，FTN-R，PDA，柱温箱	QSM-R，FTN-R，PDA，柱温箱	QSM，FTN，TUV，柱温箱
色谱柱	XSelect HSS T3 4.6×250mm，5μm	XSelect HSS T3 3.0×150mm，2.5μm	ACQUITY UPLC HSS T3 2.1×100mm，1.8μm
流动相	磷酸盐缓冲液(取磷酸二氢钾 6.8g，辛烷磺酸钠 1.3g，加水溶解并稀释至 1000mL，用磷酸调节 pH 值至 3.0)-甲醇(70:30)		
波长	226nm		
柱温	35℃		

四、分析色谱图

HPLC 谱图：

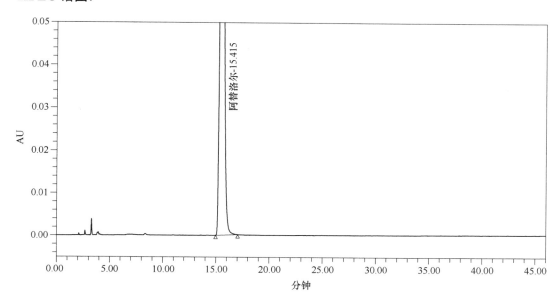

UHPLC 谱图：

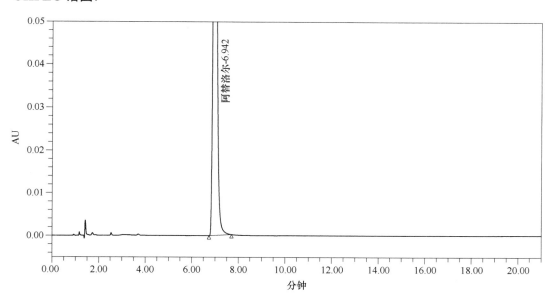

UPLC 谱图：

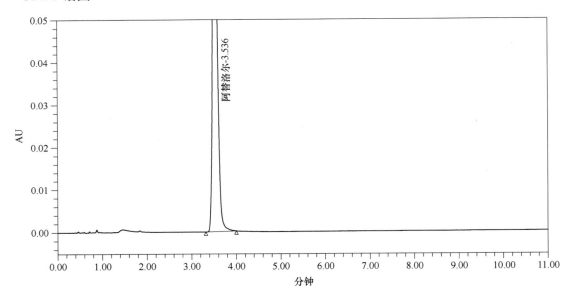

五、结果分析

方法	进样量 (μL)	流速 (mL/min)	峰宽 (s)	阿替洛尔 拖尾因子	阿替洛尔 塔板数	运行时长 (min)	溶剂用量 (mL)
HPLC	10	1.0	124.00	1.55	8965	47	47.0
UHPLC	2.5	0.6	57.60	1.55	9743	21	12.6
UPLC	1	0.4	40.85	1.10	5447	11	4.4

乳酸依沙吖啶

Ethacridine Lactate

$C_{15}H_{15}N_3O \cdot C_3H_6O_3 \cdot H_2O$ 361.40   [6402–23–9]

6,9–二氨基–2–乙氧基吖啶乳酸盐水合物

一、性状

本品为黄色结晶性粉末；无臭。

本品在热水中易溶，在沸无水乙醇中溶解，在水中略溶，在乙醇中微溶，在乙醚中不溶。

二、溶液的配制

　　称取乳酸依沙吖啶对照品适量，加流动相溶解并稀释制成每 1mL 中约含 0.5mg 的溶液，即得。

三、色谱条件

方法	HPLC	UHPLC	UPLC
仪器	ACQUITY Arc Path 1	ACQUITY Arc Path 2	ACQUITY UPLC H-Class Bio
仪器配置	QSM-R，FTN-R，PDA，柱温箱	QSM-R，FTN-R，PDA，柱温箱	QSM，FTN，TUV，柱温箱
色谱柱	XSelect HSS T3 4.6×250mm，5.0μm	XSelect HSS T3 3.0×150mm，2.5μm	ACQUITY UPLC HSS T3 2.1×100mm，1.8μm
流动相	0.1%辛烷磺酸钠的溶液[磷酸盐缓冲液(取磷酸二氢钠 7.8g，加水 900mL 溶解后，用磷酸调节 pH 值至 2.8，用水稀释至 1000mL)–乙腈(700:300)		
波长	270nm		
柱温	35℃		

四、分析色谱图

HPLC 谱图：

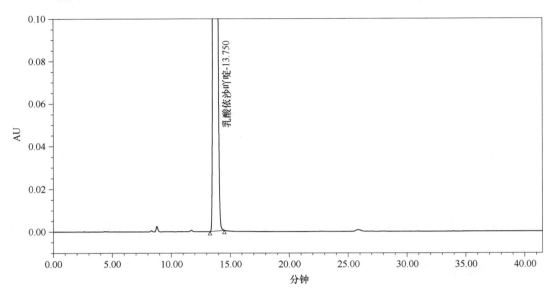

UHPLC 谱图：

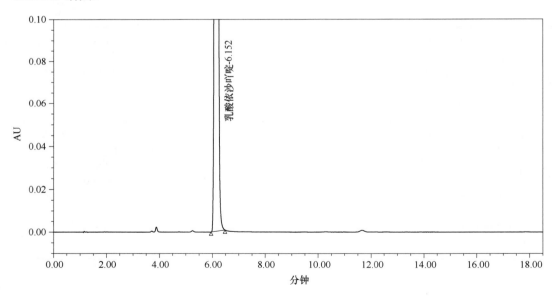

UPLC 谱图：

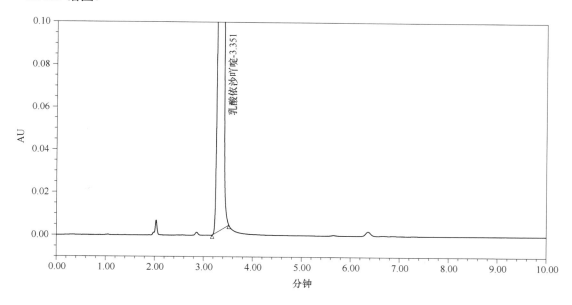

五、结果分析

方法	进样量 （μL）	流速 （mL/min）	峰宽 （s）	乳酸依沙 吖啶拖尾 因子	乳酸依沙 吖啶塔 板数	运行时长 （min）	溶剂用量 （mL）
HPLC	10	1.0	72.80	1.06	17123	41.5	41.5
UHPLC	2.5	0.6	31.50	1.01	20687	18.5	11.1
UPLC	1	0.4	20.25	0.82	11653	10	4.0

苯 妥 英 钠
Phenytoin Sodium

C$_{15}$H$_{11}$N$_2$NaO$_2$ 274.25 ［630–93–3］

5,5–二苯基乙内酰脲钠盐

一、性状

本品为白色粉末；无臭；微有引湿性；在空气中渐渐吸收二氧化碳，分解成苯妥英；水溶液显碱性反应，常因部分水解而发生浑浊。

本品在水中易溶，在乙醇中溶解，在三氯甲烷或乙醚中几乎不溶。

二、溶液的配制

称取苯妥英钠对照品适量，加流动相溶解并稀释制成每 1mL 中约含 1mg 的溶液，即得。

三、色谱条件

方法	HPLC	UHPLC	UPLC
仪器	ACQUITY Arc Path 1	ACQUITY UPLC H-Class Bio	ACQUITY UPLC H-Class Bio
仪器配置	QSM-R，FTN-R，PDA，柱温箱	QSM，FTN，TUV，柱温箱	QSM，FTN，TUV，柱温箱
色谱柱	XSelect HSS T3 4.6×250mm，5.0μm	XSelect HSS T3 3.0×150mm，2.5μm	ACQUITY UPLC HSS T3 2.1×100mm，1.8μm
流动相	0.05mol/L 磷酸二氢铵溶液(用磷酸调节 pH 值至 2.5)–乙腈–甲醇(45:35:20)		
波长	220nm		
柱温	35℃		

四、分析色谱图

HPLC 谱图：

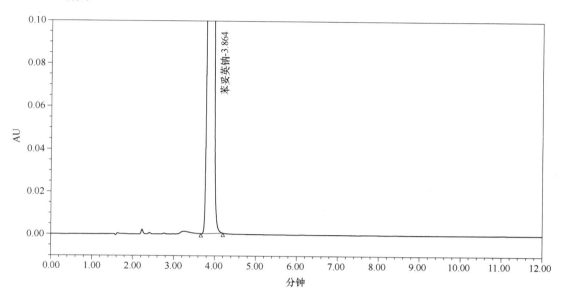

UHPLC 谱图：

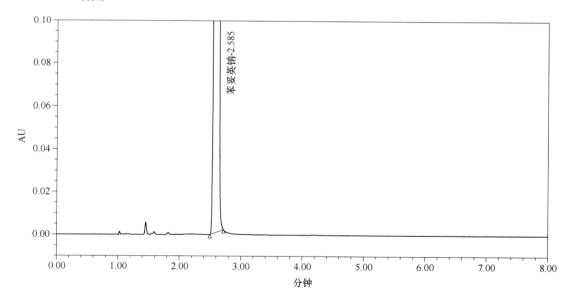

UPLC 谱图：

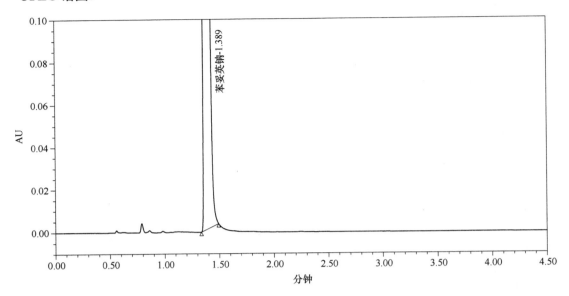

五、结果分析

方法	进样量 (μL)	流速 (mL/min)	峰宽 (s)	苯妥英钠 拖尾因子	苯妥英钠 塔板数	运行时长 (min)	溶剂用量 (mL)
HPLC	20	1.0	32.10	1.19	11433	12	12.0
UHPLC	5	0.6	13.35	1.11	15908	8	4.8
UPLC	2	0.4	9.40	1.18	10482	4.5	1.8

格 列 喹 酮

Gliquidone

C$_{27}$H$_{33}$N$_3$O$_6$S　527.64　[33342–05–1]

1–环己基–3–[[对–[2–(3,4–二氢–7–甲氧基–4,4–二甲基–1,3–二氧代–2(1H)–异喹啉基)乙基]苯基]磺酰基]脲

一、性状

本品为白色结晶或结晶性粉末；无臭。

本品在三氯甲烷中易溶，在丙酮中略溶，在乙醇或甲醇中微溶，在水中几乎不溶。

二、溶液的配制

称取格列喹酮对照品适量，加流动相溶解并稀释制成每 1mL 中约含 2mg 的溶液，即得。

三、色谱条件

方法	HPLC	UHPLC	UPLC
仪器	ACQUITY Arc Path 1	ACQUITY Arc Path 2	ACQUITY UPLC H-Class Bio
仪器配置	QSM-R，FTN-R，PDA，柱温箱	QSM-R，FTN-R，PDA，柱温箱	QSM，FTN，TUV，柱温箱
色谱柱	XSelect HSS T3 4.6×250mm，5.0μm	XSelect HSS T3 3.0×150mm，2.5μm	ACQUITY UPLC HSS T3 2.1×100mm，1.8μm
流动相	磷酸二氢铵溶液(取磷酸二氢铵 1.725g，加水 300mL 溶解后，用磷酸调节 pH 值至 3.5±0.1)–乙腈(3:5)		
波长	310nm		
柱温	35℃		

四、分析色谱图

HPLC 谱图：

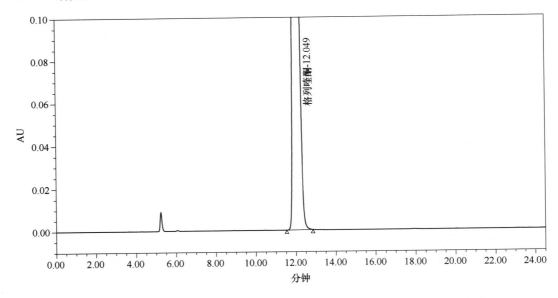

UHPLC 谱图：

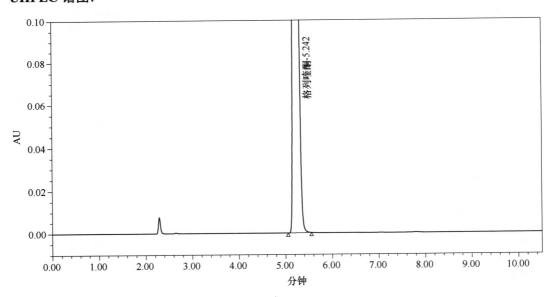

UPLC 谱图：

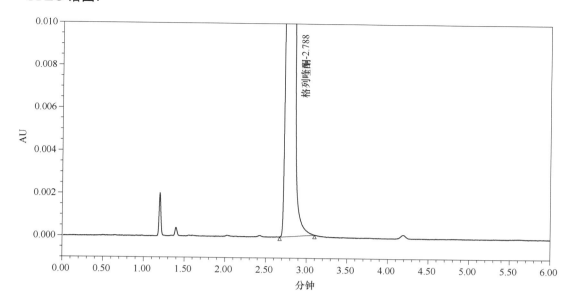

五、结果分析

方法	进样量 （μL）	流速 （mL/min）	峰宽 （s）	格列喹酮 拖尾因子	格列喹酮 塔板数	运行时长 （min）	溶剂用量 （mL）
HPLC	20	1.0	78.70	1.11	16684	24	24.0
UHPLC	5	0.6	30.20	1.03	20028	10.5	6.3
UPLC	2	0.4	25.65	0.98	20087	6	2.4

格 列 吡 嗪
Glipizide

C$_{21}$H$_{27}$N$_5$O$_4$S　445.54　[29094-61-9]

5-甲基-*N*-[2-[4-[[[(环己基氨基)羰基]氨基]磺酰基]苯基]乙基]-吡嗪甲酰胺

一、性状

本品为白色或类白色的结晶性粉末；无臭。

本品在 *N*, *N*-二甲基甲酰胺中易溶，在丙酮、三氯甲烷、二氧六环或甲醇中微溶，在乙醇中极微溶解，在水中几乎不溶；在稀氢氧化钠溶液中易溶。

二、溶液的配制

称取格列吡嗪对照品约 25mg，置 50mL 量瓶中，加甲醇 25mL 使溶解，用 0.1mol/L 磷酸二氢钠溶液稀释至刻度，摇匀，即得。

三、色谱条件

方法	HPLC	UHPLC	UPLC
仪器	ACQUITY Arc Path 1	ACQUITY Arc Path 2	ACQUITY UPLC H-Class Bio
仪器配置	QSM-R，FTN-R，PDA，柱温箱	QSM-R，FTN-R，PDA，柱温箱	QSM，FTN，TUV，柱温箱
色谱柱	XBridge C18 4.6×250mm，5.0μm	XBridge BEH C18 3.0×150mm，2.5μm	ACQUITY UPLC BEH C18 2.1×100mm，1.7μm
流动相	0.1mol/L 磷酸二氢钠溶液(用 2.0mol/L 氢氧化钠溶液调节 pH 值至 6.00±0.05)-甲醇(55:45)		
波长	225nm		
柱温	35℃		

四、分析色谱图

HPLC 谱图：

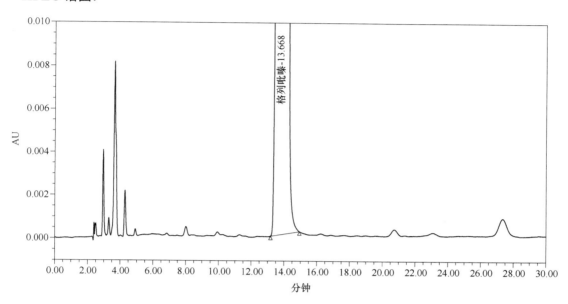

UHPLC 谱图：

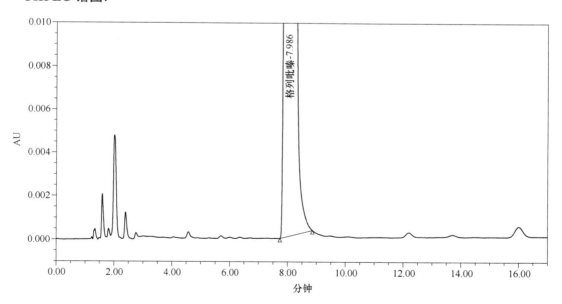

UPLC 谱图：

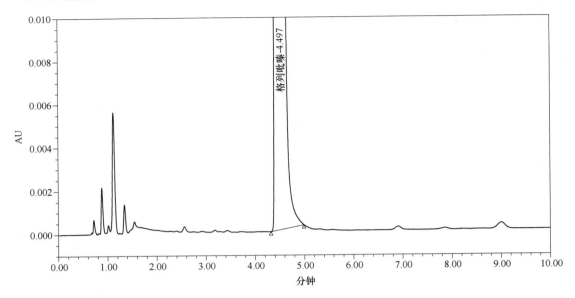

五、结果分析

方法	进样量 (μL)	流速 (mL/min)	峰宽 (s)	格列吡嗪 拖尾因子	格列吡嗪 塔板数	运行时长 (min)	溶剂用量 (mL)
HPLC	20	1.0	105.70	1.53	9628	30	30.0
UHPLC	5	0.5	67.70	1.41	9737	17	8.5
UPLC	2	0.3	40.10	1.22	11957	10	3.0

甲磺酸酚妥拉明

Phentolamine Mesylate

C$_{17}$H$_{19}$N$_3$O·CH$_4$O$_3$S   377.46   [65−28−1]

3−[[(4,5−二氢−1*H*−咪唑−2−基)甲基](4−甲苯基)氨基]苯酚甲磺酸盐

一、性状

本品为白色或类白色的结晶性粉末；无臭。

本品在水或乙醇中易溶，在三氯甲烷中微溶。

二、溶液的配制

称取甲磺酸酚妥拉明对照品约 25mg，置 25mL 量瓶中，加 0.05mol/L 氢氧化钠溶液 0.5mL，放置 24 小时，使部分甲磺酸酚妥拉明降解为杂质 I，加 0.05mol/L 盐酸溶液 0.5mL 中和，用流动相稀释至刻度，摇匀，即得。

三、色谱条件

方法	HPLC	UHPLC	UPLC
仪器	ACQUITY Arc Path 1	ACQUITY UPLC H-Class Bio	ACQUITY UPLC H-Class Bio
仪器配置	QSM-R，FTN-R，PDA，柱温箱	QSM，FTN，TUV，柱温箱	QSM，FTN，TUV，柱温箱
色谱柱	XSelect HSS T3 4.6×250mm，5μm	XSelect HSS T3 3.0×150mm，2.5μm	ACQUITY UPLC HSS T3 2.1×100mm，1.8μm
流动相	0.01mol/L 庚烷磺酸钠溶液(含 0.1%三乙胺，用磷酸调节 pH 值至 3.0)−乙腈(64:36)		
波长	278nm		
柱温	35℃		

四、分析色谱图

HPLC 谱图：

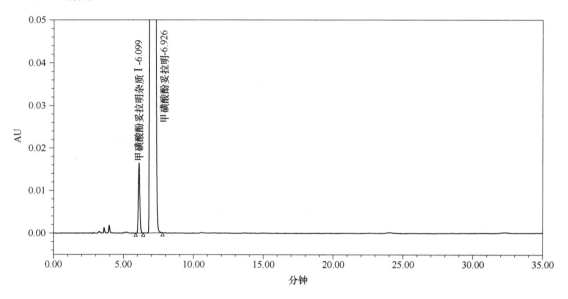

UHPLC 谱图：

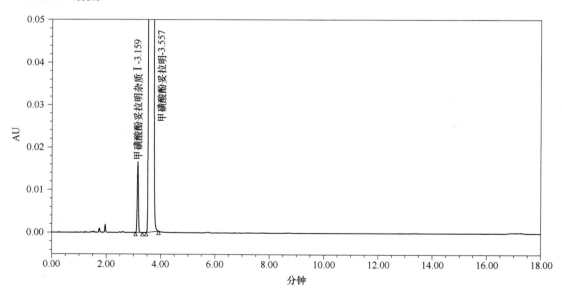

UPLC 谱图：

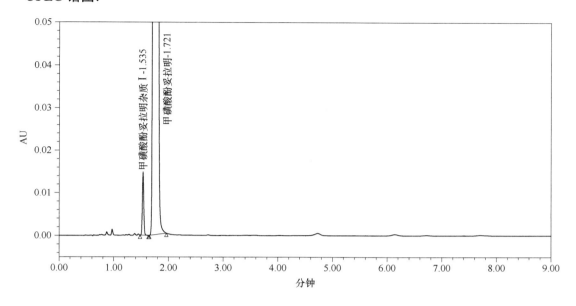

五、结果分析

方法	进样量 （μL）	流速 （mL/min）	峰宽 （s）	甲磺酸酚 妥拉明 拖尾因子	甲磺酸酚 妥拉明 塔板数	甲磺酸酚 妥拉明与 杂质 I 峰 的分离度	运行时长 （min）	溶剂用量 （mL）
HPLC	20	1.0	82.80	2.28	4798	3.03	35	35.0
UHPLC	5	0.6	26.95	3.72	5472	3.15	18	10.8
UPLC	2	0.4	18.60	2.55	4132	2.55	9	3.6

杂质信息：

杂质 I
C$_{17}$H$_{21}$N$_3$O$_2$　299.37
N-（2-氨乙基）-2-［（3-羟苯基）（4-甲苯基）氨基］乙酰胺

格 列 齐 特

Gliclazide

$C_{15}H_{21}N_3O_3S$ 323.41   [21187-87-4]

1-(3-氮杂双环[3.3.0]辛基)-3-对甲苯磺酰脲

一、性状

本品为白色结晶或结晶性粉末；无臭。

本品在三氯甲烷中溶解，在甲醇中略溶，在乙醇中微溶，在水中不溶。

二、溶液的配制

称取格列齐特对照品约 50mg，置 50mL 量瓶中，加乙腈 20mL 使溶解，用水稀释至刻度，摇匀，即得。

三、色谱条件

方法	UHPLC	UPLC
仪器	ACQUITY Arc Path 2	ACQUITY UPLC H-Class Bio
仪器配置	QSM-R，FTN-R，PDA，柱温箱	QSM，FTN，TUV，柱温箱
色谱柱	CORTECS C8 3.0×150mm，2.7μm	CORTECS UPLC C8 2.1×100mm，1.6μm
流动相	水-乙腈-三乙胺-三氟醋酸(60:40:0.1:0.1)	
波长	235nm	
柱温	35℃	

四、分析色谱图

UHPLC 谱图：

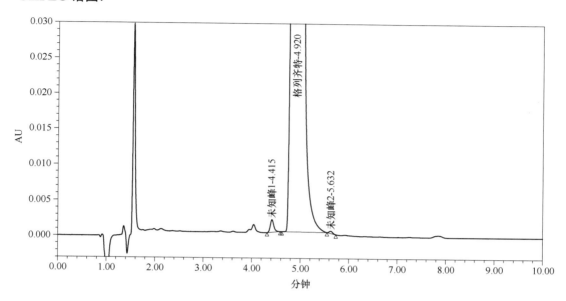

UPLC 谱图：

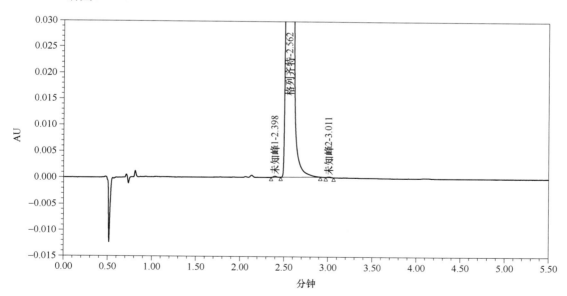

五、结果分析

方法	进样量 (μL)	流速 (mL/min)	峰宽 (s)	格列齐特 拖尾因子	格列齐特 塔板数	格列齐特与相邻峰 的分离度		运行时长 (min)	溶剂用量 (mL)
						未知峰1	未知峰2		
UHPLC	5	0.6	56.00	0.83	10652	2.67	3.65	10	6.0
UPLC	2	0.4	27.00	0.89	22685	2.38	6.15	5.5	2.2

阿 昔 洛 韦

Aciclovir

C$_8$H$_{11}$N$_5$O$_3$ 225.21 ［59277–89–3］

9–（2–羟乙氧甲基）鸟嘌呤

一、性状

本品为白色结晶性粉末；无臭。

本品在冰醋酸或热水中略溶，在乙醚或二氯甲烷中几乎不溶；在氢氧化钠试液中易溶。

二、溶液的配制

称取阿昔洛韦对照品约 40mg，置 200mL 量瓶中，加 0.4%氢氧化钠溶液 2mL 使溶解，加 0.1%（V/V）磷酸溶液 25mL 后用水稀释至刻度，摇匀，量取 1mL，置 100mL 量瓶中，加 0.1%磷酸溶液 5mL，用水稀释至刻度，摇匀，作为溶液 I；另称取鸟嘌呤对照品约 10mg，置 50mL 量瓶中，加 0.4%氢氧化钠溶液 5mL 使溶解，加 0.1%磷酸溶液 5mL，用水稀释至刻度，摇匀，量取 1mL，置 100mL 量瓶中，用水稀释至刻度，摇匀，作为溶液 II。量取溶液 I 与溶液 II 等体积混合，摇匀，即得。

三、色谱条件

方法	HPLC	UHPLC	UPLC
仪器	ACQUITY Arc Path 1	ACQUITY Arc Path 2	ACQUITY UPLC H-Class Bio
仪器配置	QSM-R，FTN-R，PDA，柱温箱	QSM-R，FTN-R，PDA，柱温箱	QSM，FTN，TUV，柱温箱
色谱柱	XSelect HSS T3 4.6×250mm，5.0μm	XSelect HSS T3 3.0×150mm，2.5μm	ACQUITY UPLC HSS T3 2.1×100mm，1.8μm
流动相	水为流动相 A，甲醇为流动相 B，进行梯度洗脱		

	时间 (min)	流动相 A(%)	流动相 B(%)	时间 (min)	流动相 A(%)	流动相 B(%)	时间 (min)	流动相 A(%)	流动相 B(%)
梯度洗脱 程序	0	94	6	0	94	6	0	94	6
	15	94	6	5.6	94	6	2.6	94	6
	40	65	35	16.2	65	35	7.8	65	35
	41	94	6	16.6	94	6	8.0	94	6
	51	94	6	22	94	6	11	94	6
波长	254nm								
柱温	35℃								

四、分析色谱图

HPLC 谱图：

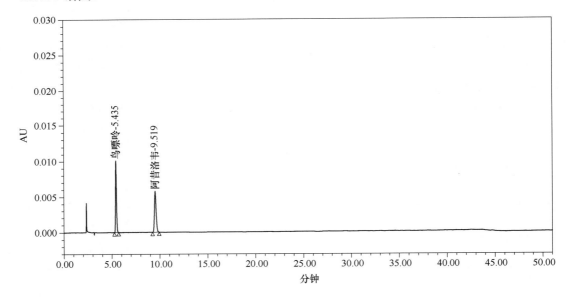

UHPLC 谱图：

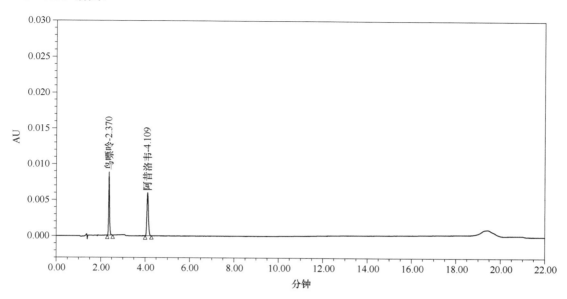

UPLC 谱图：

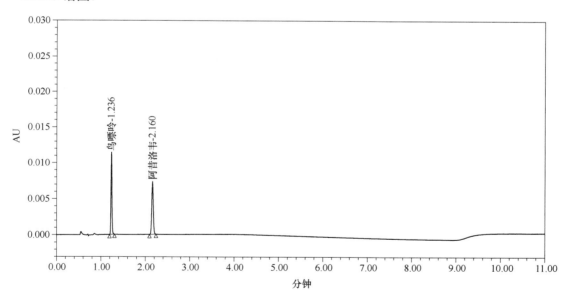

五、结果分析

方法	进样量 (μL)	流速 (mL/min)	峰宽 (s)	阿昔洛韦与鸟嘌呤峰分离度	阿昔洛韦拖尾因子	阿昔洛韦塔板数	运行时长 (min)	溶剂用量 (mL)
HPLC	20	1.0	35.40	16.71	1.19	14344	51	51.0
UHPLC	5	0.6	17.00	16.80	1.14	16826	22	13.2
UPLC	2	0.4	8.70	18.19	1.06	18757	11	4.4

注：UHPLC 系统中，鸟嘌呤与阿昔洛韦间的基线突变以及 19 分钟左右的峰均为系统峰，空白样品中也有。

氯 诺 昔 康

Lornoxicam

C$_{13}$H$_{10}$ClN$_3$O$_4$S$_2$ 371.82   [70374-39-3]

6-氯-4-羟基-2-甲基-3-(2-吡啶氨基甲酰基)-2*H*-噻吩并[2,3-e]-1,2-噻嗪-1,1-二氧化物

一、性状

本品为黄色结晶性粉末；无臭。

本品在三氯甲烷中微溶，在无水乙醇或丙酮中极微溶解，在甲醇或水中几乎不溶；在 0.1mol/L 氢氧化钠溶液中微溶。

二、溶液的配制

分别称取氯诺昔康对照品与杂质Ⅰ对照品适量，加流动相溶解并稀释制成每 1mL 中约含氯诺昔康 2μg 与杂质Ⅰ 0.2μg 的混合溶液，即得。

三、色谱条件

方法	HPLC	UHPLC	UPLC
仪器	ACQUITY Arc Path 1	ACQUITY UPLC H-Class Bio	ACQUITY UPLC H-Class Bio
仪器配置	QSM-R，FTN-R，PDA，柱温箱	QSM，FTN，TUV，柱温箱	QSM，FTN，TUV，柱温箱
色谱柱	XBridge C18 4.6×250mm，5.0μm	XBridge BEH C18 3.0×150mm，2.5μm	ACQUITY UPLCBEH C18 2.1×100mm，1.7μm
流动相	0.025mol/L 磷酸二氢铵溶液(用三乙胺调节 pH 值至 7.3)-甲醇(58:42)		
波长	290nm		
柱温	35℃		

四、分析色谱图

HPLC 谱图：

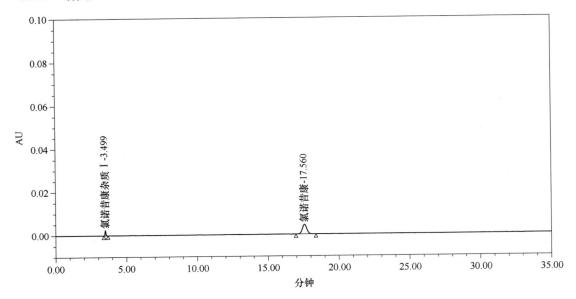

UHPLC 谱图：

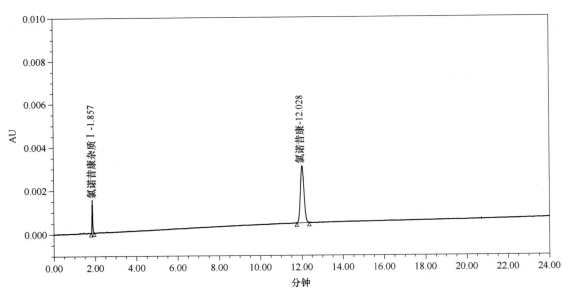

UPLC 谱图：

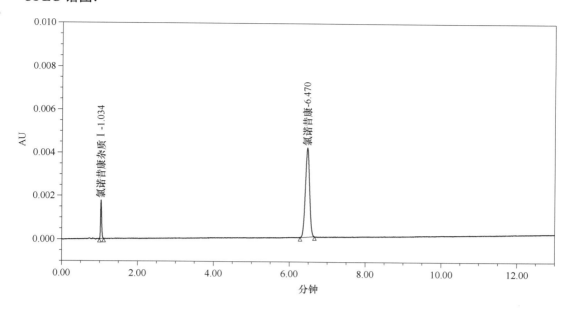

五、结果分析

方法	进样量 （μL）	流速 （mL/min）	峰宽 （s）	氯诺昔康 与杂质 I 峰分离度	氯诺昔康 拖尾因子	氯诺昔康 塔板数	运行时长 （min）	溶剂用量 （mL）
HPLC	20	1.0	84.50	40.94	1.06	14712	35.5	35.5
UHPLC	5	0.5	17.00	36.75	1.05	22358	24	12.0
UPLC	2	0.3	8.70	22.70	0.99	16094	13	3.9

杂质信息：

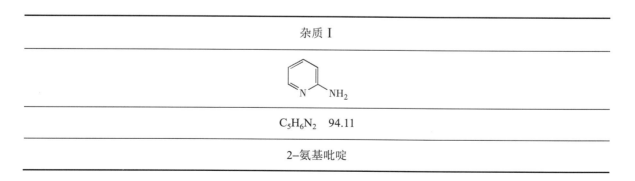

杂质 I

$C_5H_6N_2$　94.11

2-氨基吡啶

格 列 美 脲
Glimepiride

C$_{24}$H$_{34}$N$_4$O$_5$S　490.62　［93479-97-1］

1-[[4-[2-(3-乙基-4-甲基-2-氧代-3-吡咯啉-1-甲酰氨基)乙基]苯基]磺酰基]-3-(反式-4-甲基环己基)脲

一、性状

本品为白色或类白色粉末或结晶性粉末；无臭。

本品在三氯甲烷中溶解，在乙醇中极微溶解，在水或 0.1mol/L 盐酸溶液中几乎不溶；在 0.1mol/L 氢氧化钠溶液中极微溶解。

二、溶液的配制

称取格列美脲杂质Ⅰ、Ⅱ、Ⅲ、Ⅳ对照品各适量，分别加 80%乙腈溶液溶解并定量稀释制成每 1mL 中各约含 100μg 的溶液，作为杂质Ⅰ、Ⅱ、Ⅲ、Ⅳ对照品贮备液；另称取格列美脲对照品约 20mg，置 100mL 量瓶中，分别加杂质对照品贮备液各 2mL，加 80%乙腈溶液溶解并稀释至刻度，摇匀，即得。

三、色谱条件

方法	HPLC	UHPLC	UPLC
仪器	ACQUITY Arc Path 1	ACQUITY UPLC H-Class Bio	ACQUITY UPLC H-Class Bio
仪器配置	QSM-R，FTN-R，PDA，柱温箱	QSM，FTN，TUV，柱温箱	QSM，FTN，TUV，柱温箱
色谱柱	XSelect HSS T3 4.6×250mm，5.0μm	XSelect HSS T3 3.0×150mm，2.5μm	ACQUITY UPLC HSS T3 2.1×100mm，1.8μm
流动相	乙腈-0.1%磷酸二氢钠溶液(用磷酸调节 pH 值至 3.0±0.5)(50:50)		
波长	228nm		
柱温	35℃		

四、分析色谱图

HPLC 谱图：

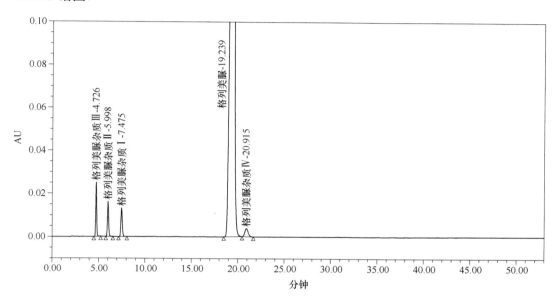

UHPLC 谱图：

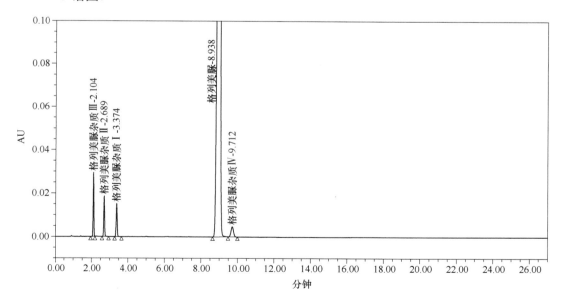

UPLC 谱图：

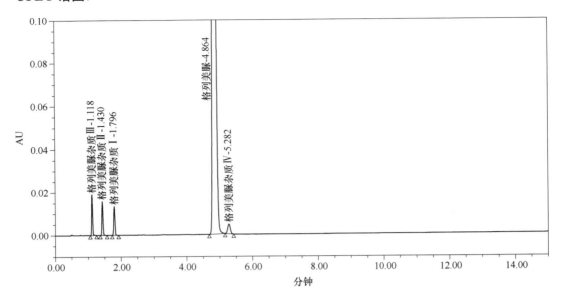

五、结果分析

方法	进样量 (μL)	流速 (mL/min)	峰宽 (s)	格列美脲与杂质Ⅳ峰分离度	格列美脲与杂质Ⅰ峰分离度	杂质Ⅱ与杂质Ⅲ峰分离度	杂质Ⅰ与杂质Ⅱ峰分离度	格列美脲拖尾因子	格列美脲塔板数	运行时长 (min)	溶剂用量 (mL)
HPLC	20	1.0	117.80	2.59	26.10	6.03	5.77	1.14	14757	58	58.0
UHPLC	5	0.6	50.60	3.19	32.88	7.27	7.12	0.99	23026	27	13.5
UPLC	2	0.4	28.85	2.92	29.42	5.48	5.68	1.00	19076	15	6.0

杂质信息：

杂质Ⅰ	杂质Ⅱ
$C_{19}H_{25}N_3O_6S$ 423.48	$C_{18}H_{23}N_3O_6S$ 409.46
N−[[4−[2−(3−乙基−4−甲基−2−氧代−3−吡咯啉−1−甲酰氨基)乙基]苯基]磺酰基]氨基甲酸乙酯	*N*−[[4−[2−(3−乙基−4−甲基−2−氧代−3−吡咯啉−1−甲酰氨基)乙基]苯基]磺酰基]氨基甲酸甲酯

杂质 III	杂质 IV
C₁₆H₂₁N₃O₄S　351.42	C₂₄H₃₄N₄O₅S　490.62
4-[2-(3-乙基-4-甲基-2-氧代-3-吡咯啉-1-甲酰氨基)乙基]苯磺酰胺	1-[[3-[2-(3-乙基-4-甲基-2-氧代-3-吡咯啉-1-甲酰氨基)乙基]苯基]磺酰基]-3-(反式-4-甲基环己基)脲

盐酸吡格列酮

Pioglitazone Hydrochloride

C$_{19}$H$_{20}$N$_2$O$_3$S · HCl   392.89   [1112529–15–4]

（±）5-[4-[2-(5-乙基-2-吡啶基)乙氧基]苯甲基]-2,4-噻唑二酮盐酸盐

一、性状

本品为白色或类白色结晶性粉末；无臭。

本品在甲醇中溶解，在乙醇或 0.1mol/L 盐酸溶液中微溶解，在水或三氯甲烷中几乎不溶。

二、溶液的配制

称取盐酸吡格列酮对照品适量，加甲醇溶解并稀释制成每 1mL 中约含 0.5mg 的溶液，即得。

三、色谱条件

方法	HPLC	UHPLC	UPLC
仪器	ACQUITY Arc Path 1	ACQUITY Arc Path 2	ACQUITY UPLC H-Class Bio
仪器配置	QSM-R，FTN-R，PDA，柱温箱	QSM-R，FTN-R，PDA，柱温箱	QSM，FTN，TUV，柱温箱
色谱柱	XSelect CSH C18 4.6×250mm，5.0μm	XSelect CSH C18 3.0×150mm，2.5μm	ACQUITY UPLC CSH C18 2.1×100mm，1.7μm
流动相	乙腈-水-醋酸(600:400:1.2)（用浓氨溶液调节 pH 值至 6.0±0.1）		
波长	226nm		
柱温	35℃		

四、分析色谱图

HPLC 谱图：

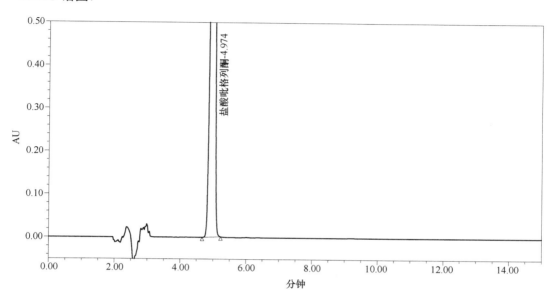

UHPLC 谱图：

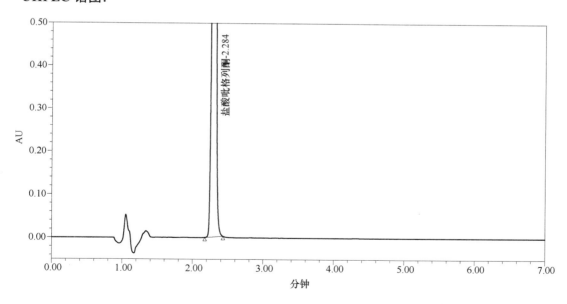

UPLC 谱图：

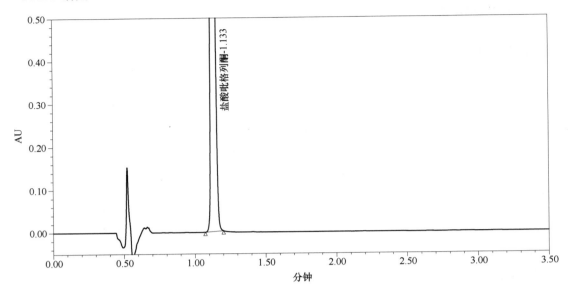

五、结果分析

方法	进样量 (μL)	流速 (mL/min)	峰宽 (s)	吡格列酮 拖尾因子	吡格列酮 塔板数	运行时长 (min)	溶剂用量 (mL)
HPLC	20	1.0	33.70	0.87	8749	15	15.0
UHPLC	5	0.6	15.50	1.20	12088	7	4.2
UPLC	2	0.4	7.70	1.12	11841	3.5	1.4

备注：本品方法来源为《中国药典》2010 年版第二增补本。

右 布 洛 芬

Dexibuprofen

$C_{13}H_{18}O_2$ 206.28   [51146-56-6]

(2*S*)-2-[4-(2-甲基丙基)苯基]丙酸

一、性状

本品为白色或类白色结晶性粉末；稍有特异臭。

本品在乙醇或乙醚中易溶，在氢氧化钠试液中溶解；在水中几乎不溶。

二、溶液的配制

称取右布洛芬对照品约 20mg，置 10mL 量瓶中，加乙腈 2mL 溶解；另称取 α-甲基-4-丁基苯乙酸（杂质 I）对照品适量，加乙腈使溶解并制成每 1mL 中含 0.06mg 的溶液，精密量取 1mL，置上述量瓶中，用流动相稀释至刻度，摇匀，即得。

三、色谱条件

方法	HPLC	UHPLC	UPLC
仪器	ACQUITY Arc Path 1	ACQUITY UPLC H-Class Bio	ACQUITY UPLC H-Class Bio
仪器配置	QSM-R，FTN-R，PDA，柱温箱	QSM，FTN，TUV，柱温箱	QSM，FTN，TUV，柱温箱
色谱柱	XSelect HSS C18 4.6×250mm，5.0μm	XSelect HSS C18 3.0×150mm，2.5μm	ACQUITY UPLC HSS C18 2.1×100mm，1.8μm
流动相	乙腈-磷酸溶液（用磷酸调节水相 pH 值至 2.5）(45:55)		
波长	214nm		
柱温	35℃		

四、分析色谱图

HPLC 谱图：

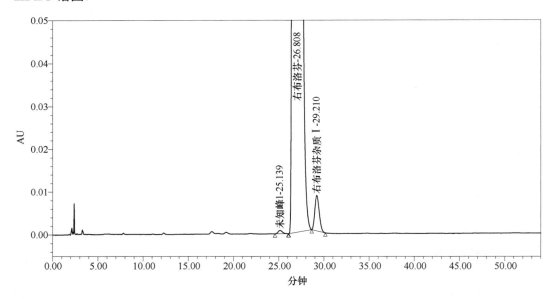

UHPLC 谱图：

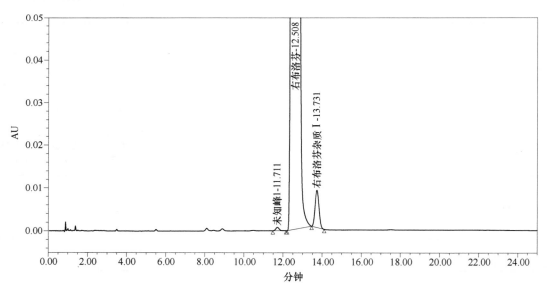

UPLC 谱图：

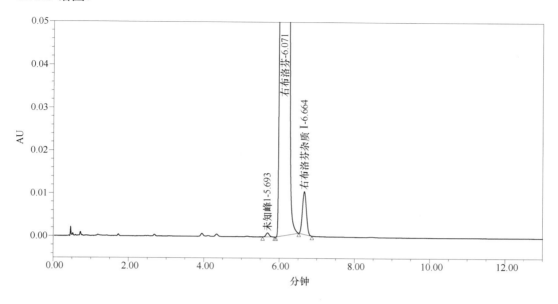

五、结果分析

方法	进样量 （µL）	流速 （mL/min）	峰宽 （s）	右布洛芬 与杂质 I 峰分离度	右布洛芬 与未知 峰 1 峰 分离度	右布洛芬 拖尾因子	右布洛芬 塔板数	运行时长 （min）	溶剂用量 （mL）
HPLC	20	1.0	151.70	2.47	1.81	1.58	11682	54	54.0
UHPLC	5	0.6	74.95	3.11	2.23	1.54	14947	25	15.0
UPLC	2	0.4	36.30	2.88	2.01	1.57	12805	12.5	5.0

杂质信息：

杂质 I
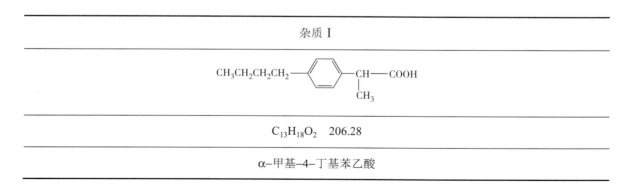
$C_{13}H_{18}O_2$ 206.28
α-甲基-4-丁基苯乙酸

醋酸可的松

Cortisone Acetate

C$_{23}$H$_{30}$O$_6$ 402.49   [50–04–4]

17α,21–二羟基孕甾–4–烯–3,11,20–三酮–21–醋酸酯

一、性状

本品为白色或类白色结晶性粉末；无臭。

本品在三氯甲烷中易溶，在丙酮或二氧六环中略溶，在乙醇或乙醚中微溶，在水中不溶。

二、溶液的配制

分别称取醋酸可的松对照品与醋酸氢化可的松对照品适量，加乙腈溶解并稀释制成每 1mL 中各约含 10μg 的混合溶液，即得。

三、色谱条件

方法	HPLC	UHPLC	UPLC
仪器	ACQUITY Arc Path 1	ACQUITY Arc Path 2	ACQUITY UPLC H-Class Bio
仪器配置	QSM-R，FTN-R，PDA，柱温箱	QSM-R，FTN-R，PDA，柱温箱	QSM，FTN，TUV，柱温箱
色谱柱	XSelect HSS T3 4.6×250mm，5.0μm	XSelect HSS T3 3.0×150mm，2.5μm	ACQUITY UPLC HSS T3 2.1×100mm，1.8μm
流动相	乙腈–水（36:64）		
波长	254nm		
柱温	35℃		

四、分析色谱图

HPLC 谱图：

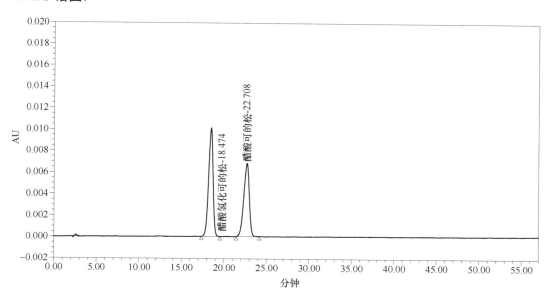

UHPLC 谱图：

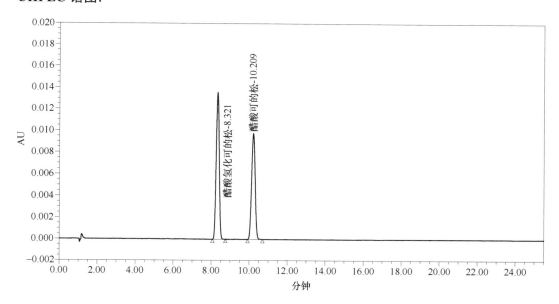

UPLC 谱图：

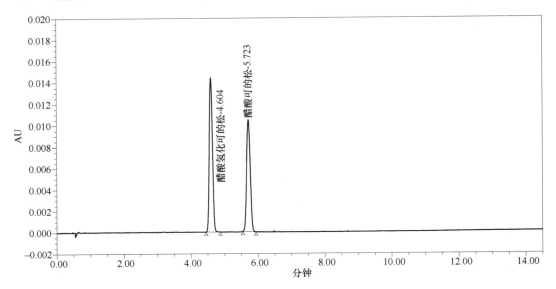

五、结果分析

方法	进样量 （μL）	流速 （mL/min）	峰宽 （s）	醋酸可的松 与醋酸氢化 可的松峰分 离度	醋酸可的松 拖尾因子	醋酸可的 松塔板数	运行时长 （min）	溶剂用量 （mL）
HPLC	20	1.0	165.70	3.95	0.87	5683	57	57.0
UHPLC	5	0.6	46.50	5.82	1.04	13850	25.5	15.3
UPLC	2	0.4	23.85	5.74	1.02	12344	14.5	5.8

备注：HPLC 系统中的峰形、分离度和柱效均欠佳，原因是存在溶剂效应。药典中系统适用性溶液使用乙腈配制，当将乙腈改为流动相配制系统适用性溶液时，醋酸可的松的峰形、分离度和柱效均得到改善，结果如下：

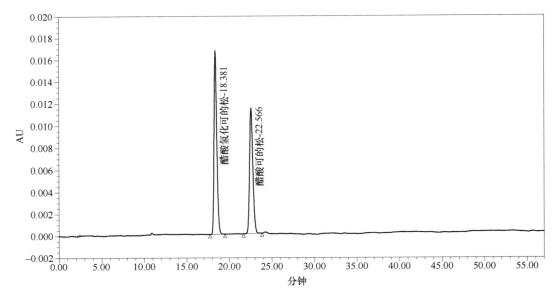

方法	进样量 （μL）	流速 （mL/min）	峰宽 （s）	醋酸可的松 与醋酸氢化 可的松峰分 离度	醋酸可的松 拖尾因子	醋酸可 的松塔 板数	运行时长 （min）	溶剂用量 （mL）
HPLC	20	1.0	129.40	6.52	1.17	15874	57	57.0

泼 尼 松

Prednisone

C₂₁H₂₆O₅   358.43   [53-03-2]

$C_{21}H_{26}O_5$ 358.43   [53-03-2]

17α,21-二羟基孕甾-1,4-二烯-3,11,20-三酮

一、性状

本品为白色或类白色的结晶性粉末；无臭。

本品在乙醇或三氯甲烷中微溶，在水中几乎不溶。

二、溶液的配制

分别称取泼尼松对照品与可的松对照品适量，加流动相溶解并稀释制成每 1mL 中各约含 5μg 的混合溶液，即得。

三、色谱条件

方法	HPLC	UHPLC	UPLC
仪器	ACQUITY Arc Path 1	ACQUITY UPLC H-Class Bio	ACQUITY UPLC H-Class Bio
仪器配置	QSM-R，FTN-R，PDA，柱温箱	QSM，FTN，TUV，柱温箱	QSM，FTN，TUV，柱温箱
色谱柱	XSelect HSS T3 4.6×250mm，5.0μm	XSelect HSS T3 3.0×150mm，2.5μm	ACQUITY UPLC HSS T3 2.1×100mm，1.8μm
流动相	乙腈-水 (24:76)		
波长	240nm		
柱温	35℃		

四、分析色谱图

HPLC 谱图：

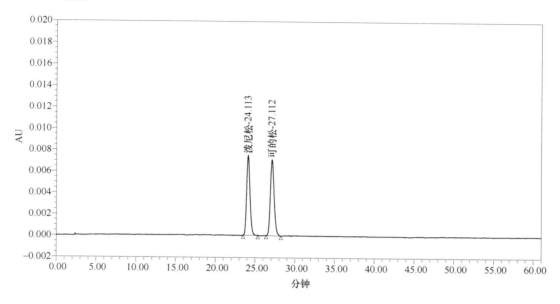

UHPLC 谱图：

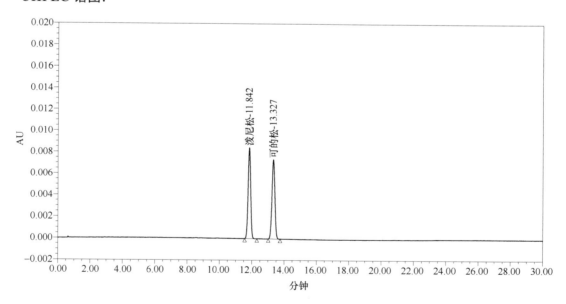

UPLC 谱图:

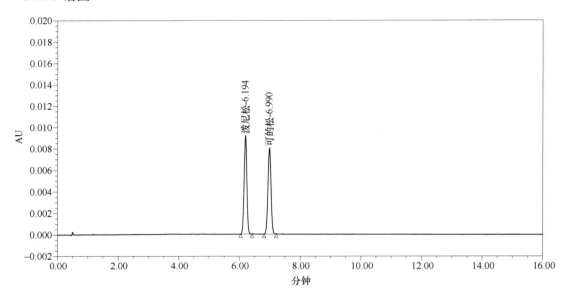

五、结果分析

方法	进样量 (μL)	流速 (mL/min)	峰宽 (s)	泼尼松与 可的松峰 分离度	泼尼松 拖尾因子	泼尼松 塔板数	运行时长 (min)	溶剂用量 (mL)
HPLC	20	1.0	110.20	3.74	1.19	15591	61	61.0
UHPLC	5	0.6	44.95	4.76	1.02	26004	30	18.0
UPLC	2	0.4	22.60	4.54	1.02	22409	16	6.4

盐酸异丙肾上腺素

Isoprenaline Hydrochloride

$C_{11}H_{17}NO_3 \cdot HCl$　247.72　[51-30-9]

4-[(2-异丙氨基-1-羟基)乙基]-1,2-苯二酚盐酸盐

一、性状

本品为白色或类白色的结晶性粉末；无臭；遇光和空气渐变色，在碱性溶液中更易变色。本品在水中易溶，在乙醇中略溶，在三氯甲烷或乙醚中不溶。

二、溶液的配制

分别称取盐酸异丙肾上腺素对照品和间羟异丙肾上腺素对照品适量，加流动相溶解并稀释制成每 1mL 中各约含 1.25μg 的混合溶液，即得。

三、色谱条件

方法	HPLC	UHPLC	UPLC
仪器	ACQUITY Arc Path 1	ACQUITY Arc Path 2	ACQUITY UPLC H-Class Bio
仪器配置	QSM-R，FTN-R，PDA，柱温箱	QSM-R，FTN-R，PDA，柱温箱	QSM，FTN，TUV，柱温箱
色谱柱	XBridge C18 4.6×250mm，5.0μm	XBridge BEH C18 3.0×150mm，2.5μm	ACQUITY UPLC BEH C18 2.1×100mm，1.7μm
流动相	磷酸溶液[取磷酸 11.5g(实际量取 8mL 85%磷酸)，用水溶解并稀释至 1000mL]-甲醇(95:5)(pH 值约 1.7)		
波长	280nm		
柱温	35℃		

四、分析色谱图

HPLC 谱图：

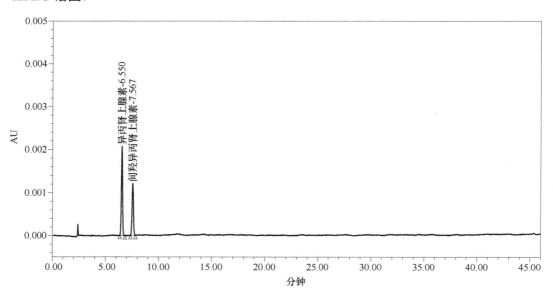

UHPLC 谱图：

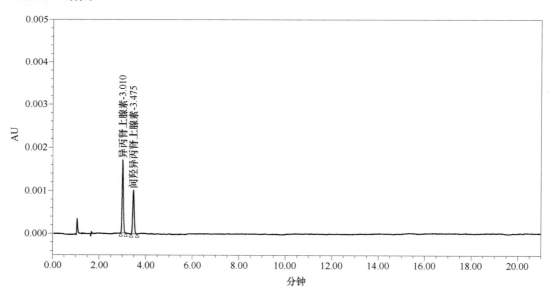

UPLC 谱图：

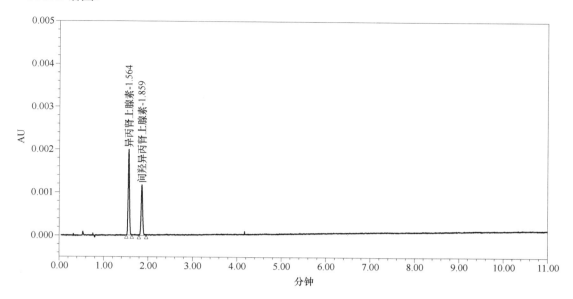

五、结果分析

方法	进样量（μL）	流速（mL/min）	峰宽（s）	异丙肾上腺素与间羟异丙肾上腺素峰分离度	异丙肾上腺素峰信噪比	异丙肾上腺素拖尾因子	异丙肾上腺素塔板数	运行时长（min）	溶剂用量（mL）
HPLC	20	1.0	29.40	4.58	267.91	1.04	15420	46	46.0
UHPLC	5	0.6	13.2	4.24	178.52	1.14	13707	21	12.6
UPLC	2	0.4	7.45	5.12	161.84	1.07	13406	11	4.4

丁酸氢化可的松

Hydrocortisone Butyrate

C$_{25}$H$_{36}$O$_{6}$　432.56　［13609–67–1］

(11β)–11,17,21–三羟基孕甾–4–烯–3,20–二酮–17α–丁酸酯

一、性状

本品为白色或类白色的结晶性粉末；无臭。

本品在三氯甲烷中易溶，在甲醇中溶解，在无水乙醇中微溶，在乙醚中极微溶解，在水中几乎不溶。

二、溶液的配制

称取甲睾酮对照品适量，加甲醇溶解并稀释制成每 1mL 中约含 0.18mg 的溶液，作为内标溶液；另称取丁酸氢化可的松对照品适量，加甲醇溶解并定量稀释制成每 1mL 中约含 0.26mg 的溶液，精密量取该溶液与内标溶液各 0.5mL，用甲醇稀释至 5mL，摇匀，即得。

三、色谱条件

方法	HPLC	UHPLC	UPLC
仪器	ACQUITY Arc Path 1	ACQUITY UPLC H-Class Bio	ACQUITY UPLC H-Class Bio
仪器配置	QSM-R，FTN-R，PDA，柱温箱	QSM，FTN，TUV，柱温箱	QSM，FTN，TUV，柱温箱
色谱柱	XBridge Shield RP18 4.6×250mm，5.0μm	XBridge BEH Shield RP18 3.0×150mm，2.5μm	ACQUITY UPLC BEH Shield RP18 2.1×100mm，1.7μm
流动相	水–乙腈–冰醋酸(55:45:0.5)		
波长	240nm		
柱温	35℃		

四、分析色谱图

HPLC 谱图：

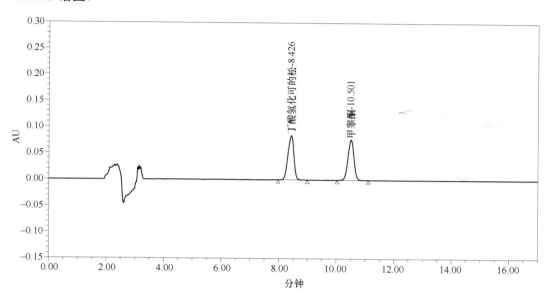

UHPLC 谱图：

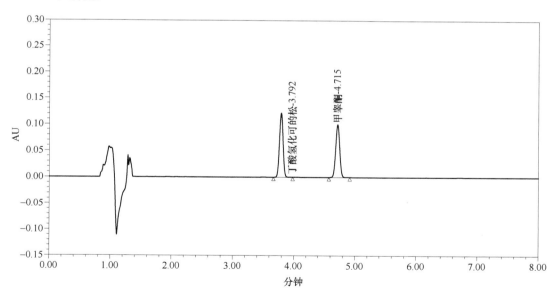

UPLC 谱图：

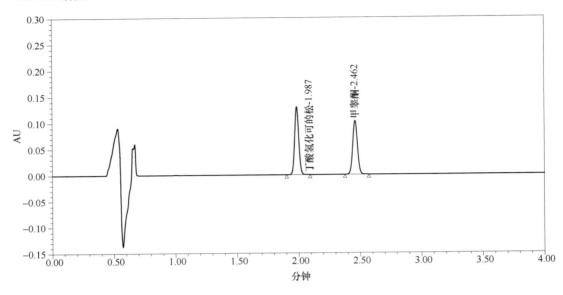

五、结果分析

方法	进样量 (μL)	流速 (mL/min)	峰宽 (s)	丁酸氢化可的松与甲睪酮峰分离度	丁酸氢化可的松拖尾因子	丁酸氢化可的松塔板数	运行时长 (min)	溶剂用量 (mL)
HPLC	20	1.0	60.20	5.4	0.89	7728	17	17.0
UHPLC	5	0.6	18.80	8.05	1.00	19565	8	4.8
UPLC	2	0.4	11.40	7.29	1.04	17132	4	1.6

备注：UHPLC 柱柱效较高，因为该实验在 UPLC 系统中完成。HPLC 系统中丁酸氢化可的松的峰形、柱效以及和甲睪酮的分离度相对略差，但同样远可满足药典的要求。

分析产生上述结果的原因，我们发现这是溶剂效应产生的，将配制方法改为如下时：取甲睪酮，加甲醇溶解并稀释制成每 1mL 中约含 0.18mg 的溶液，作为内标溶液；取本品，精密称定，加甲醇溶解并定量稀释制成每 1mL 中约含 0.26mg 的溶液，精密量取该溶液与内标溶液各 0.5mL，用流动相稀释至 5mL，摇匀，即得。HPLC 的实验结果如下图、下表所示：

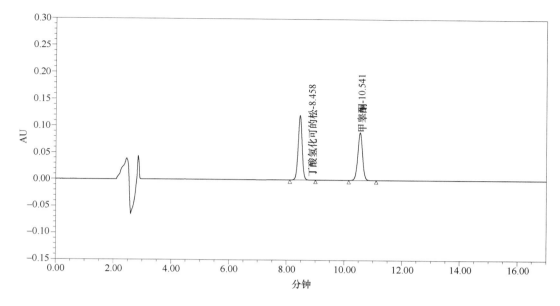

方法	进样量 （μL）	流速 （mL/min）	峰宽 （s）	丁酸氢化可的松与甲睾酮峰分离度	丁酸氢化可的松拖尾因子	丁酸氢化可的松塔板数	运行时长 （min）	溶剂用量 （mL）
HPLC	20	1.0	53.30	7.70	1.01	18567	17	17.0

厄 贝 沙 坦

Irbesartan

C₂₅H₂₈N₆O 428.54 [138402-11-6]

$C_{25}H_{28}N_6O$ 428.54 [138402-11-6]

2-丁基-3-[4-[2-(1H-四氮唑-5-基)苯基]苯甲基]-1,3-二氮杂螺[4,4]壬-1-烯-4-酮

一、性状

本品为白色或类白色粉末或结晶性粉末。

本品在甲醇或乙醇中微溶，在水中不溶。

二、溶液的配制

分别称取厄贝沙坦对照品与杂质 I 对照品适量，加甲醇溶解并稀释制成每 1mL 中各约含 0.1mg 的混合溶液，即得。

三、色谱条件

方法	HPLC	UHPLC	UPLC
仪器	ACQUITY Arc Path 1	ACQUITY UPLC H-Class Bio	ACQUITY UPLC H-Class Bio
仪器配置	QSM-R，FTN-R，PDA，柱温箱	QSM，FTN，TUV，柱温箱	QSM，FTN，TUV，柱温箱
色谱柱	XBridge C18 4.6×250mm，5.0μm	XBridge BEH C18 3.0×150mm，2.5μm	ACQUITY UPLC BEH C18 2.1×100mm，1.7μm
流动相	磷酸溶液(取 85%磷酸 5.5mL，加水至 950mL，用三乙胺调节 pH 值至 3.2)-乙腈(62:38)		
波长	220nm		
柱温	35℃		

四、分析色谱图

HPLC 谱图：

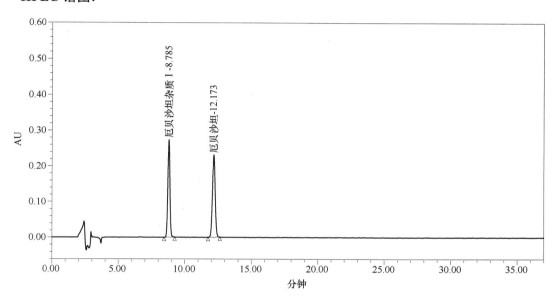

UHPLC 谱图：

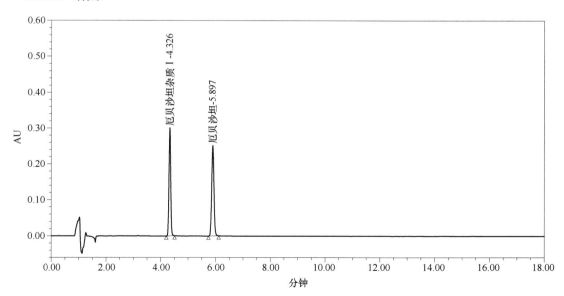

UPLC 谱图：

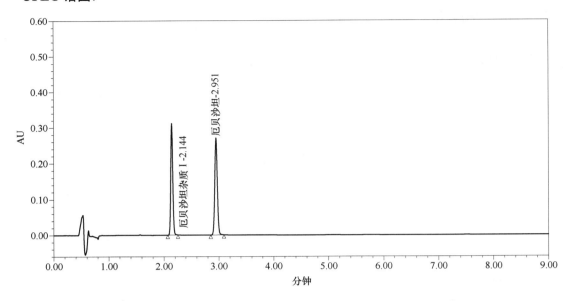

五、结果分析

方法	进样量（μL）	流速（mL/min）	峰宽（s）	厄贝沙坦与杂质 I 峰分离度	厄贝沙坦拖尾因子	厄贝沙坦塔板数	运行时长（min）	溶剂用量（mL）
HPLC	10	1.0	53.10	10.24	1.02	16711	37	37.0
UHPLC	2.5	0.6	22.35	11.89	1.06	24326	18	10.8
UPLC	1	0.4	14.40	10.70	1.02	19231	9	3.6

杂质信息：

杂质 I

$C_{25}H_{30}N_6O_2$ 446.54

1-（戊酰氨基）-N-[[2′-（1H-四氮唑-5-基）联苯-4-基]甲基]环戊烷甲酰胺

乌 拉 地 尔

Urapidil

C$_{20}$H$_{29}$N$_5$O$_3$ 387.48   [34661-75-1]

6-[[3-[4-(2-甲氧基苯基)-1-哌嗪基]丙基]氨基]-1,3-二甲基尿嘧啶

一、性状

本品为白色结晶或结晶性粉末；无臭。

本品在三氯甲烷中易溶，在甲醇或乙醇中溶解，在丙酮中略溶，在石油醚或水中不溶；在 0.1mol/L 盐酸溶液中略溶。

二、溶液的配制

分别称取乌拉地尔对照品和 1,3-二甲基-4-(γ-氯丙基氨基)尿嘧啶（杂质Ⅰ）对照品适量，加流动相溶解并稀释制成每 1mL 中分别含乌拉地尔 0.1mg 与杂质Ⅰ 0.01mg 的混合溶液，即得。

三、色谱条件

方法	HPLC	UHPLC	UPLC
仪器	ACQUITY Arc Path 1	ACQUITY UPLC H-Class Bio	ACQUITY UPLC H-Class Bio
仪器配置	QSM-R，FTN-R，PDA，柱温箱	QSM，FTN，TUV，柱温箱	QSM，FTN，TUV，柱温箱
色谱柱	XBridge C18 4.6×250mm，5.0μm	XBridge BEH C18 3.0×150mm，2.5μm	ACQUITY UPLC BEH C18 2.1×100mm，1.7μm
流动相	醋酸钠溶液(取无水醋酸钠 8.2g 和冰醋酸 40mL，加水溶解并稀释至 600mL)-甲醇(70:30)		
波长	268nm		
柱温	35℃		

四、分析色谱图

HPLC 谱图：

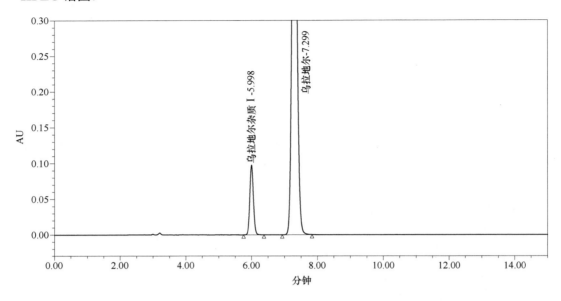

UHPLC 谱图：

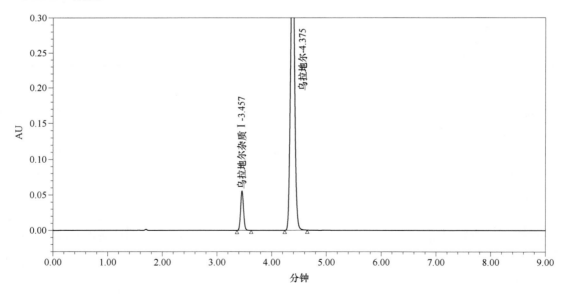

UPLC 谱图：

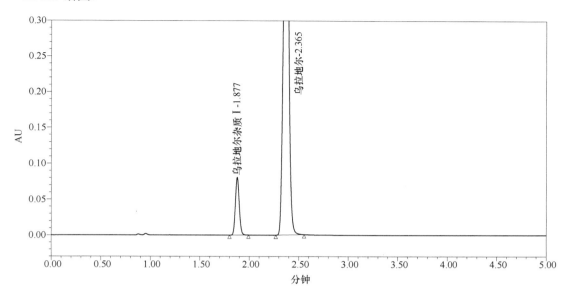

五、结果分析

方法	进样量（μL）	流速（mL/min）	峰宽（s）	厄贝沙坦与杂质 I 峰分离度	厄贝沙坦拖尾因子	厄贝沙坦塔板数	运行时长（min）	溶剂用量（mL）
HPLC	20	1.0	54.10	5.55	1.09	11482	15	15.0
UHPLC	5	0.5	24.60	7.91	1.14	16495	9	4.5
UPLC	2	0.3	17.10	6.06	1.14	10590	5	1.5

杂质信息：

杂质 I
$C_9H_{14}ClN_3O_2$ 231.68
1,3-二甲基-4-(γ-氯丙基氨基)尿嘧啶

尼 美 舒 利

Nimesulide

C₁₃H₁₂N₂O₅S　308.31　［51803-78-2］

4′-硝基-2′-苯氧基苯甲磺酰胺

一、性状

本品为淡黄色结晶或结晶性粉末；无臭。

本品在丙酮或二甲基甲酰胺中易溶，在三氯甲烷中溶解，在甲醇或乙醇或乙醚中微溶，在水中几乎不溶。

二、溶液的配制

分别称取尼美舒利对照品与对氯苯胺对照品适量，加流动相溶解并稀释制成每 1mL 中约含尼美舒利 50μg 与对氯苯胺 20μg 的混合溶液，即得。

三、色谱条件

方法	HPLC	UHPLC	UPLC
仪器	ACQUITY Arc Path 1	ACQUITY UPLC H-Class Bio	ACQUITY UPLC H-Class Bio
仪器配置	QSM-R，FTN-R，PDA，柱温箱	QSM，FTN，TUV，柱温箱	QSM，FTN，TUV，柱温箱
色谱柱	XBridge C18 4.6×250mm，5.0μm	XBridge BEH C18 3.0×150mm，2.5μm	ACQUITY UPLC BEH C18 2.1×100mm，1.7μm
流动相	0.1%的磷酸溶液（用氨水调节 pH 值至 7.0）-乙腈（60:40）		
波长	230nm		
柱温	35℃		

四、分析色谱图

HPLC 谱图：

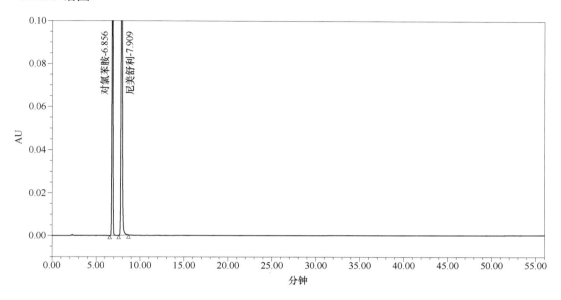

UHPLC 谱图：

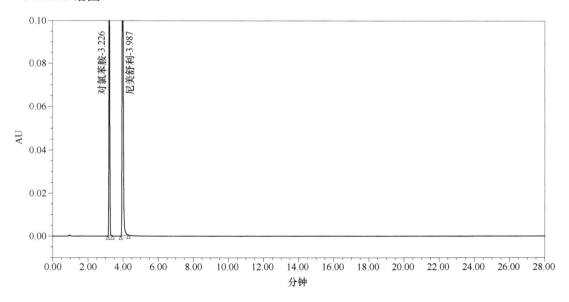

UPLC 谱图：

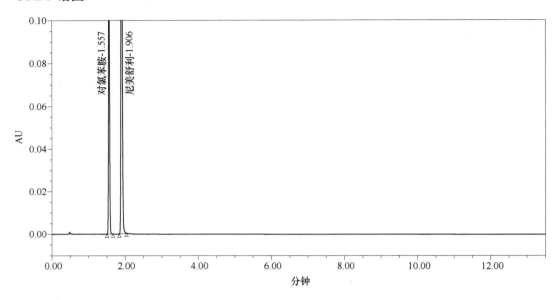

五、结果分析

方法	进样量 （μL）	流速 （mL/min）	峰宽 （s）	尼美舒利与 对氯苯胺峰 分离度	尼美舒利 拖尾因子	尼美舒利 塔板数	运行时长 （min）	溶剂用量 （mL）
HPLC	20	1.0	66.20	5.23	1.06	20012	55.5	55.5
UHPLC	5	0.6	26.00	8.88	1.11	27200	28	16.8
UPLC	2	0.4	11.80	6.50	1.03	16240	13.5	5.4

甲 氧 苄 啶

Trimethoprim

$C_{14}H_{18}N_4O_3$　290.32　[738-70-5]

5-[(3,4,5-三甲氧基苯基)甲基]-2,4-嘧啶二胺

一、性状

本品为白色或类白色结晶性粉末；无臭。

本品在三氧甲烷中略溶，在乙醇或丙酮中微溶，在水中几乎不溶；在冰醋酸中易溶。

二、溶液的配制

分别称取甲氧苄啶对照品和二甲氧苄啶对照品适量，加流动相溶解并稀释制成每 1mL 中约含甲氧苄啶 2μg 和二甲氧苄啶 1μg 的混合溶液，即得。

三、色谱条件

方法	HPLC	UHPLC	UPLC
仪器	ACQUITY Arc Path 1	ACQUITY UPLC H-Class Bio	ACQUITY UPLC H-Class Bio
仪器配置	QSM-R，FTN-R，PDA，柱温箱	QSM，FTN，TUV，柱温箱	QSM，FTN，TUV，柱温箱
色谱柱	XSelect HSS T3 4.6×250mm，5.0μm	XSelect HSS T3 3.0×150mm，2.5μm	ACQUITY UPLC HSS T3 2.1×100mm，1.8μm
流动相	乙腈-水-三乙胺(200:799:1)（用氢氧化钠试液或冰醋酸调节 pH 值至 6.4）		
波长	280nm		
柱温	35℃		

四、分析色谱图

HPLC 谱图：

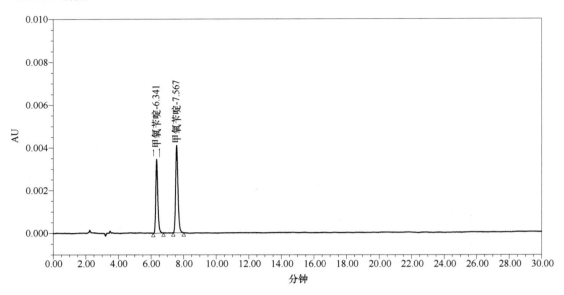

UHPLC 谱图：

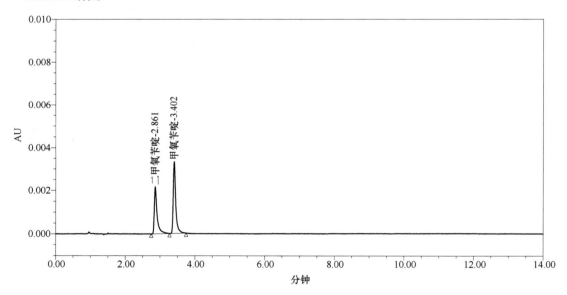

UPLC 谱图：

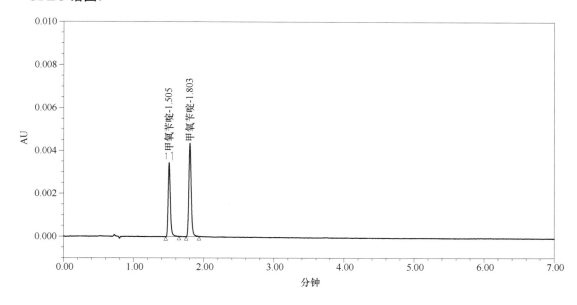

五、结果分析

方法	进样量 (μL)	流速 (mL/min)	峰宽 (s)	甲氧苄啶与二甲氧苄啶峰分离度	甲氧苄啶拖尾因子	甲氧苄啶塔板数	运行时长 (min)	溶剂用量 (mL)
HPLC	20	1.0	38.70	5.20	1.27	13762	30	30.0
UHPLC	5	0.6	28.40	4.54	1.67	12737	14	8.4
UPLC	2	0.4	10.95	5.19	1.21	14043	7	2.8